DE L'INFLUENCE

DU

CLIMAT D'ARCACHON

DANS QUELQUES MALADIES DE LA POITRINE

(Ouvrage couronné par la Société de Médecine de Bordeaux)

PAR

Le Dr G. HAMEAU

Médecin-Inspecteur des Bains de mer d'Arcachon ;

Membre correspondant de la Société de Médecine de Bordeaux,
de l'Association scientifique de France ;

Président de la Société scientifique d'Arcachon.

BORDEAUX

IMPRIMERIE GÉNÉRALE D'ÉMILE CRUGY

rue et hôtel Saint-Siméon, 16

1866

DE L'INFLUENCE

DU

CLIMAT D'ARCACHON

DANS QUELQUES MALADIES DE LA POITRINE

(Ouvrage couronné par la Société de Médecine de Bordeaux)

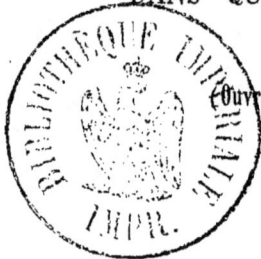

PAR

LE Dr G. HAMEAU

Médecin-Inspecteur des Bains de mer d'Arcachon ;

Membre correspondant de la Société de Médecine de Bordeaux,
de l'Association scientifique de France ;

Président de la Société scientifique d'Arcachon.

BORDEAUX

IMPRIMERIE GÉNÉRALE D'ÉMILE CRUGY

rue et hôtel Saint-Siméon, 16

1866

DE L'INFLUENCE

DU

CLIMAT D'ARCACHON

DANS QUELQUES MALADIES DE LA POITRINE

On a beaucoup écrit sur les stations médicales du midi de la
France, de l'Italie, de l'Espagne, de l'Algérie; sur celles de
l'Égypte. Mais la plupart de ces travaux, dont quelques-uns sont
du premier ordre, ne traitent en réalité que de la climatologie,
et les indications médicales sont principalement déduites des données théoriques de cette science qui, elle-même, n'en est encore
qu'aux premiers rudiments. Les faits cliniques sont aussi rares
dans ces sortes de publications, que nombreux dans les écrits sur
les eaux minérales. Aussi le médecin est-il moins perplexe lorsqu'il doit conseiller les eaux, que lorsqu'il s'agit d'un hivernage.
Je dois reconnaître que, le plus souvent, il n'en est pas ainsi, et
que l'on se paie assez facilement d'une connaissance vague des
conditions météorologiques d'une localité recommandée. C'est
supposer faite une science qui débute.

Il m'a paru plus utile, pour caractériser la valeur médicale
d'Arcachon, d'attendre les fruits d'une observation soutenue, et
préférable d'exposer les plus importants des faits recueillis, avant
d'aborder l'étude physique du climat. C'est là, sans doute, un
procédé lent qui enlève tout attrait et laisse le lecteur en présence
d'une aride nomenclature. Mais j'écris ce mémoire pour les médecins, et je l'adresse à une savante Compagnie qui met l'exactitude
et la sincérité au-dessus des artifices du langage.

Quant au dédain qu'un maître en philosophie médicale proclame
à l'égard des faits de l'ordre de ceux que je publie, je n'ai pas de
peine à reconnaître qu'on peut se passer de preuves à l'appui
d'une dogmatisation approfondie, lorsqu'on a acquis l'autorité de

1

M. Pidoux ; mais il serait dangereux de laisser la même latitude à tous ceux qui veulent généraliser les résultats de leur expérience personnelle.

Ce premier travail, après dix années d'observations, contiendra donc seulement les faits principaux qui ont servi à former mon opinion sur la nature des services que peut rendre à la médecine une station toute nouvelle et sans similitude avec la plupart des autres.

Je relaterai ailleurs les observations météorologiques recueillies pendant la même période et toutes les données propres à faire connaître le climat. Je dirai seulement ici, d'une manière sommaire, que le climat d'Arcachon, compris dans le climat girondin, est analogue à celui de Bordeaux, quant aux influences générales, mais avec des particularités qui tiennent :

1º Au voisinage de la mer, dont il n'est séparé, en ligne directe de l'ouest, que par une série de dunes couvertes de forêts de pins, et par le large havre du bassin qui s'ouvre au midi ;

2º A l'obstacle que cette forêt même élève contre l'impulsion des vents d'ouest, de sud-ouest, de sud, de sud-est et d'est ;

3º A l'étendue de la baie sur laquelle doivent passer les vents de nord et nord-est pour arriver à Arcachon, se chargeant ainsi d'une certaine humidité propre à corriger leur action desséchante, qui les tempère l'été et leur communique un peu de calorique en hiver ;

4º A la température de la mer, plus élevée que celle de l'air pendant la saison froide, et plus basse dans la saison chaude ;

5º Aux abris toujours verts de la forêt de pins, abris si insuffisants pour préserver des ardeurs du soleil quand on recherche l'ombre, mais qui en augmentent l'intensité par le calme de l'air, aussi bien en hiver qu'en été ;

6º A l'état hygrométrique qui donnerait une humidité fâcheuse si le sol extrêmement perméable ne rendait impossible toute stagnation liquide ;

7º A l'état ozonométrique très-remarquable qui atteint les plus hauts degrés de l'échelle de Bérigny dans la forêt pendant l'hiver ;

8º A la végétation riche et verte en toute saison ;

9º A la présence des émanations résineuses ;

10º Au peu d'élévation du sol au-dessus du niveau de la mer, et par conséquent à la plus grande pression barométrique possible.

Comme tous les climats maritimes, principalement ceux de la

côte occidentale d'Europe, près de laquelle passe le *gulf-stream*, le climat d'Arcachon n'a rien d'excessif. En été, moins chaud que celui des terres, à latitude égale, il est moins froid en hiver. Cette dernière différence, très-marquée sur la plage du bassin, par un temps calme, peut aller jusqu'à donner deux ou trois degrés de plus que dans la forêt elle-même. Mais, dès que le vent souffle, il faut rentrer sous le dôme des arbres, à l'abri des dunes. Néanmoins, les vents dominants, nord-ouest, ouest, sud-ouest, ne sont pas froids, puisqu'ils ont passé sur l'immense étendue de l'Océan pour arriver jusqu'à nous ; seulement, ils sont parfois impétueux et refroidissent par leur impulsion même. Quand ils règnent, de décembre à février, pendant plusieurs jours consécutifs, c'est d'une façon continue, la nuit, le jour, sans interruption ; aussi n'éprouve-t-on pas dans le sud-ouest ce phénomène, habituel sur les côtes de la Méditerranée, d'une brusque transition entre la température du jour et celle de la nuit, phénomène dû, en partie à l'alternance des vents de mer et de terre, en partie à la rapide condensation de la vapeur d'eau atmosphérique. On peut dire qu'il fait moins chaud de jour, et surtout au soleil, dans le sud-ouest, qu'en Provence, et souvent moins froid la nuit.

L'impression physiologique produite par le contact de l'air, à Arcachon, est molle, tempérante, et, à la longue, énervante, tandis qu'elle est âpre, vive, excitante à Nice. D'où la conjecture, *à priori*, que le séjour dans le midi provençal est tonique et propre à combattre la torpeur lymphatique, tandis que le séjour dans le sud-ouest de l'Aquitaine est sédatif, et convient toutes les fois qu'il y a prédominance nerveuse.

Cependant, telle n'avait pas été la pensée de Pereyra, lorsqu'il songea à la possibilité de créer dans la forêt d'Arcachon une station hivernale. C'était, il faut le dire, le temps où chacun parlait, sur la foi des poètes, de la *douce Provence* aux pommes d'or, aux citronniers fleuris, et des cruelles tempêtes du golfe de Gascogne. Les médecins n'échappaient pas à l'influence de cette double renommée. Ils envoyaient volontiers sur les plages méditerranéennes les frêles poitrinaires pour jouir d'une température égale, molle et vivifiante tout à la fois, tandis qu'ils regardaient les bords de l'Océan comme la rude école du marin, dévorant tout ce qui n'était pas coulé dans un moule robuste. Appréciation vraie et fausse à la fois : l'opportunité médicale du climat de Provence ne s'étend pas aussi loin ; et si, bravé de face, le souffle de l'Océan est impitoyable, — atténué, amoindri par les barrières de collines et d'arbres dont le faîte est serré, il se fait tiède, mou et très-propice aux natures délicates. La forêt d'Arcachon est l'un de ces abris. Pereyra l'avait pressenti : « La forêt, dit-il, a » l'énorme avantage de briser le vent d'ouest, qui est si fort dans » tous nos ports de l'Océan, et d'empêcher ces transitions brus- » ques de température qui seules contre-indiquent l'habitation » des bords de la mer pour les poitrines délicates ; en outre, les » émanations balsamiques qui s'échappent des pins constamment » taillés pour produire la résine, vont porter une influence salu- » taire aux poumons en se mêlant à l'air que respirent les ma- » lades... Je ne doute pas que, lorsque ce lieu sera connu par un » plus grand nombre de médecins, il ne soit fréquenté par beau- » coup de personnes atteintes de phthisie commençante, et que » leur constitution n'y soit modifiée de la manière la plus heu- » reuse. » (*1843. Traitement de la phthisie pulmonaire.*)

Les convictions de Pereyra se fortifièrent par la pratique plus fréquente d'Arcachon, et, dans son esprit, les avantages de la forêt prirent une importance prépondérante ; mais il ne les sépara jamais de l'action de l'air marin. Pour lui, la combinaison des deux atmosphères était du plus puissant effet pour combattre le lymphatisme, source unique, selon la doctrine qu'il avait adoptée, de la phthisie pulmonaire. Aussi tous les poitrinaires furent-ils envoyés indistinctement — ils étaient d'ailleurs en petit nombre — dans la nouvelle résidence pour respirer l'air mélangé de la mer et des pins.

Tel était l'état du problème légué par Pereyra. Je ne parle pas de la tradition qui montre, de siècle en siècle, l'estime que nos ancêtres faisaient des résines, des térébenthines et des forêts de sapins non moins que de la navigation.

M. Sales-Girons s'est chargé de cette œuvre d'érudition (in *Phthisie, traitée par les fumigations de goudron,* 1846), propre à démontrer une fois de plus qu'il n'y a rien de nouveau sous le soleil. Oui, on savait que parfois les affections chroniques de la poitrine guérissent à l'aide de ces moyens ; oui, les balsamiques résineux étaient considérés comme les remèdes presque topiques des muqueuses respiratoires chroniquement affectées ; oui, Pe- reyra, profitant des progrès du diagnostic et de son étude particulière de la phthisie, avait rétréci le champ des indications. Mais lorsque les faits se sont multipliés sous mes yeux, j'ai vu le cercle de ces indications se rétrécir encore en un sens, pour s'étendre de l'autre, il est vrai.

Je m'explique :

On verra, par les séries d'obscrvations qui font le corps principal de ce mémoire, que, parmi les phthisiques, un certain nombre seulement pourront trouver l'amélioration et quelquefois même la guérison dans la forêt de pins, tandis que d'autres n'y sauraient trouver qu'une fâcheuse aggravation. La détermination précise des uns et des autres de ces cas peut se résumer, si j'en ai bien jugé, dans la formule suivante : L'habitation au sein de l'atmosphère résineuse d'Arcachon convient dans les phthisies de forme éréthique avec prédominance du tempérament nerveux primordial ou acquis ; et elle est contraire lorsque prédomine le tempérament lymphatique à forme torpide. — D'où la formule ultérieure et plus générale : *L'action de l'atmosphère des pins est sédative du système nerveux.*

On comprend dès lors que l'indication thérapeutique n'est pas bornée seulement aux maladies tuberculeuses, mais qu'elle s'étend à toute maladie où l'état nerveux éréthique joue le principal ou l'unique rôle. Tels sont, parmi les faits recueillis jusqu'à ce jour, les névropathies, certaines hystéries et l'asthme.

Ce caractère, qui m'a paru toujours le plus saillant, n'exclut pas celui que nos devanciers avaient principalement noté parmi les vertus médicales des balsamiques, et qui paraît agir topiquement sur les muqueuses. Aussi les enfants affectés de bronchites chroniques ont-ils généralement retiré un bon effet de leur séjour à Arcachon. Mais ici encore, je ferai remarquer que c'est surtout parmi ceux qui étaient d'un tempérament nerveux avec lymphatisme que j'ai constaté les plus rapides et les meilleurs résultats.

Dans le traitement des phthisiques, j'emploie peu de médicaments concurremment avec le séjour, si ce n'est l'huile brune de foie de morue, dont presque tous font un usage continu, à la dose de deux à quatre cuillerées par jour durant tout l'hiver, et le perchlorure de fer très-étendu que je conseille aux malades qui portent les signes de l'anémie. Sous cette forme, le fer est bien supporté par les organes digestifs ; il paraît être plus facilement assimilable, et je n'ai jamais eu lieu d'observer, *sub cœlo nostro,* que la médication martiale eût pour effet d'accélérer la marche des tubercules par la suppression d'une diathèse antagoniste. — Mais dans l'hygiène des enfants atteints de bronchites chroniques, et souvent même dans celle des adultes, j'insiste, à l'exemple de Buchan, pour la suppression de la flanelle à demeure fixe. De l'aveu de tous les médecins, la cause la plus habituelle du catarrhe chronique des bronches est le défaut de fonctionnement de la peau, ce défaut tenant aux conditions d'âge, comme chez le vieillard, ou à la débilité de l'organe lui-même, ou seulement à une atonie relative en présence des intempéries météoriques. Lorsqu'on prescrit l'usage de la flanelle, c'est donc afin de protéger le tégument contre ce contact atmosphérique ; mais on ne saurait éviter ainsi l'étiolement qui en est la conséquence nécessaire. Le feutrage empêche l'évaporation de la transpiration insensible ; celle-ci est en partie reprise par la circulation et en partie employée, dans ce milieu sursaturé, à macérer l'épiderme. Pendant les premiers mois, l'action irritante des filaments de laine contrebalance ses propres inconvénients, et peut être considérée alors comme un révulsif utile ; c'est même sans doute cette action première qui encourage à persister. Mais l'action secondaire est tout autre. Une large surface cutanée soumise longtemps au même excitant léger et continu perd progressivement la propriété de réagir et tombe dans l'énervation. L'étiolement de la peau du thorax sous la flanelle provient donc : de l'énervation par émoussement des papilles cutanées, de la macération épidermique, du défaut de transpiration, et peut-être de la condensation électrique sur une étendue importante. Le moindre souffle d'air froid sur un tel organe sera, malgré la protection externe, une cause de répercussion, de bronchite. L'indication me paraît précise : ne jamais couvrir la poitrine de flanelle pour un long temps, et la supprimer chez les personnes qui ont cette habitude. Dans ce dernier cas, il faut bien se précautionner contre les dangers d'une brusque transition ; le mieux est de remplacer le gilet de flanelle par un vêtement ample de laine épaisse et posé en surtout. Cela ne me suffit pas cependant, et d'ailleurs je tends à affranchir au plus vite mon malade de toute surcharge. Le jour même où l'on enlève la flanelle, on commence des frictions faites rudement sur tout le torse et sur les bras à l'aide d'une serviette imbibée d'eau très-froide, passée de quatre à cinq fois, rapidement et dans tous les sens. On essuie aussitôt avec un drap bien sec, mais non chauffé ; on revêt rapidement un costume plus épais les premiers jours, puis insensiblement le costume ordinaire, et une bonne réaction ne tarde pas à donner le sentiment du bien-être. Cette pratique empruntée aux peuples du Nord, nos maîtres en confortable, non-seulement remplace avec grand avantage la flanelle, mais préserve mieux que quoi que ce soit des rhumes et des refroidissements. Il serait à souhaiter qu'elle prît droit de domicile parmi nous et nous devînt, par habitude, aussi indispensable que les ablutions de propreté.

J'ai parlé de l'atmosphère de la forêt. Mais le mélange de l'air marin à cette atmosphère est-il sans importance? Je suis disposé à le croire, et porté de plus en plus à tracer une ligne de démarcation entre ces deux zones : la plage et la forêt. Ce n'est pas que la plage, le bassin lui-même n'aient pas à revendiquer une part dans les cures ou les améliorations de phthisies opérées à Arcachon. Pereyra en cite des exemples, et dans le pays tout le monde a conservé (beaucoup par reconnaissance, et tous par estime et affection) le souvenir d'un ancien maire de La Teste, M. B..., qui guérit parfaitement d'une tuberculisation pulmonaire avancée et héréditaire, par la seule habitude de vivre constamment sur le bassin. M. B... est mort d'une hypertrophie du cœur, après avoir joui pendant près de vingt ans d'une santé parfaite. On peut donc guérir de la phthisie au milieu de l'air marin? Oui, sans nul doute. L'habitation des plages marines, la navigation, le déploiement des forces musculaires à l'air libre et à la grande lumière, ont favorisé plus d'une guérison de ce genre. M. Rochard lui-même ne l'oserait contester. Mais que tous les phthisiques susceptibles d'amélioration fussent bien placés dans ces conditions, c'est ce qu'on ne saurait démontrer. Bien moins encore pourrais-je admettre que le voisinage de l'air marin est pour quelque chose dans l'action efficace du séjour de la forêt, lorsque j'ai constaté si souvent qu'il suffisait aux malades les mieux traités par ce séjour de promener quelquefois sur la plage pour compromettre leur amélioration. L'épreuve contraire confirme bien cette profonde différence; car les phthisiques lymphatiques, ceux particulièrement qui supportaient mal l'action sédative de la forêt, ont trouvé constamment plus de bien-être sur la plage.

Je parle, bien entendu, des cas très-caractérisés, des phthisiques arrivés à une période avancée, et de tempéraments très-accusés. Ce sont là les réactifs physiologiques par excellence. Au début de la maladie, lorsqu'il y a seulement imminence morbide, à moins que le tempérament n'exige absolument le séjour de la forêt ou celui de la plage, je conseille volontiers de passer d'une zone à l'autre, en évitant d'une part les gros vents de la plage, et d'autre part l'extrême chaleur de la forêt. Ces alternatives sont aussi utiles que seraient funestes, dans le même cas, un froid toujours intense ou une chaleur élevée et strictement égale. Car la constance climatérique recherchée par les malades est moins une constance réelle qu'une oscillation de température renfermée dans certaines limites. C'est un vrai préjugé de croire qu'il importe de maintenir le thermomètre à une température toujours haute et fixe dans les chambres des malades, pendant des mois entiers; les mieux portants n'y résisteraient pas. Les pays les plus favorisés sont précisément ceux, comme le midi de l'Europe, où, sans écarts excessifs, les variations de température sont de tous les jours, et où les saisons sont bien tranchées.

Il n'est donc pas plus indifférent d'habiter telle ou telle région d'Arcachon, que d'adopter une station hivernale à l'exclusion des autres. La différence est parfois si grande, que de ce seul point peut dépendre l'amélioration ou l'aggravation de la maladie.

Une courte promenade sur la plage a suffi, chez quelques malades éminemment nerveux et impressionnables, pour ramener des accidents près de s'éteindre dans l'atmosphère sédative de la forêt. La zone maritime ne s'étend pas, il est vrai, au delà de la plage proprement dite, c'est-à-dire de cette longue et élégante série d'habitations qui forment le premier plan de la ville des bains vue du large, entre la baie et le boulevard, une centaine de mètres de largeur à peu près. On serait surpris de cette étroite limite, si l'on ne se rappelait que l'orientation d'Arcachon est au nord-est, et qu'une croupe de hautes dunes, dont le promontoire fait un angle prononcé vers l'extrémité nord-ouest, arrête puissamment le vent de la mer et rejette son courant vers le bassin. La forêt commence bientôt après le premier boulevard. Entre ce boulevard et la dune règne une région mixte, ici étroite et là plus évasée, qui est habitable en toute saison et convient mieux à certains malades que les deux autres. Ces malades sont ceux dont l'affection à peine déclarée ou seulement imminente réclame les alternatives d'excitation et de sédation, ou bien ceux chez lesquels le médecin, ne saisissant pas d'indication formelle, veut éviter les conditions extrêmes.

Car la région des dunes ou la forêt proprement dite, dans les abris les plus chauds, défendue contre l'impulsion du vent, et offrant au maximum les émanations résineuses, et par conséquent l'action sédative, ne commence qu'au revers méridional de la première dune. C'est là, sur nos instances et celles de l'Administration, dans le lieu même indiqué par Pereyra, enlevé trop tôt (1858) pour espérer de' voir la réalisation de ses vœux, que la Compagnie du Midi a commencé, en 1862, la construction de ses élégantes *villas d'hiver*, aujourd'hui au nombre de quarante. Des particuliers ont bâti dans la même zone, soit vers Saint-Ferdinand, soit vers la chapelle.

Grâce à ce mouvement qui a donné aux hivers d'Arcachon une animation toute nouvelle, les malades très-nerveux, névropathiques ou autres, trouvent une sédation précieuse sans quitter leurs appartements. Si, comme je l'ai dit, et comme je le démontrerai ailleurs, la température de la forêt n'est pas aussi élevée ni aussi constante que l'imaginent la plupart des familles envoyées *dans le midi;* si les pluies, auxquelles il semble que l'on doive nécessairement échapper parce qu'on émigre du nord froid et humide, sont assez fréquentes dans tout le sud-ouest, et attristent fréquemment le ciel d'Arcachon, il ne faut pas moins reconnaître que la nature a préparé là une utile station pour les malades, puisque la *clinique* répond favorablement.

Mais je voudrais que les médecins insistassent pour faire comprendre aux bâtisseurs de la localité ce que je ne cesse de répéter — *Vox clamantis in deserto !* — qu'il ne suffit pas des dons de la nature, et qu'il est indispensable de mettre dans les habitations tout le confortable que les malades sont en droit d'exiger : murs épais ou doubles murailles; galeries vitrées, enveloppant des étages entiers, et doubles fenêtres partout ailleurs; calorifères pour entretenir une douce chaleur dans les vestibules et les chambres non habitées; tapis épais jusque dans le moindre réduit; prises d'air extérieures alimentant les foyers; ouvertures des chambres ménagées pour éviter les courants d'air, etc... toutes précautions qui ne sont encore réalisées que dans un très-petit nombre de châlets, et dont l'oubli a fait croire à bien des familles que le climat d'Arcachon est aussi rigoureux que celui de l'Auvergne ou de l'Alsace.

Dirai-je ce mot de l'un de nos hivernants pendant le moment le plus froid des dernières années : « Oui, dehors c'est assez

» bon ; mais dedans, j'ai beau entasser le bois dans toutes les
» cheminées, je ne parviens pas à me réchauffer. »

Comme ce n'est là qu'une question de budget, et qu'une Compagnie puissante est à la tête du mouvement industriel pour la
construction des *villas d'hiver*, nous pouvons promettre aux malades qu'une semblable exclamation sera bientôt un anachronisme. Mais il faudrait que les particuliers eux-mêmes fussent
bien pénétrés de l'importance majeure du *confortable*. D'autres
stations hivernales florissantes doivent surtout à ce sentiment
leur légitime succès.

En plaidant pour le confort réclamé par les malades, je suis
dans le vrai. En m'associant aux désirs de ceux qui voudraient
plus de distractions pour dissiper la monotonie de l'hivernage, je
croirais manquer à un devoir d'hygiéniste. Ailleurs, les plaisirs
ont peut-être leur utilité ; ici, pour des natures qu'il faut à tout
prix apaiser, qu'il faut tenir en garde contre toute dépense nerveuse, il suffirait toujours des distractions paisibles qui naîtront
naturellement des relations individuelles à mesure qu'augmentera
la colonie étrangère.

Aussi serait-il bon d'avoir un lieu de réunion commode et bien
abrité pour lire, causer, se trouver, mais sans aucune fête
bruyante. Je suis plutôt de l'avis du Dr Sarraméa qui disait, en
présence de la Société impériale de Médecine, dans un discours
d'une élégance poétique peu commune :

« La science, en désignant cette station, ne vous la donne pas
» comme favorable seulement par ses conditions climatériques. Il
» faut à l'homme plus que des médicaments pour guérir les maux
» du corps, de l'intelligence et du cœur ; il lui faut les pures
» jouissances que l'on rencontre à chaque pas sur la terre et au
» ciel, dans l'air et sur les eaux de la contrée qui nous occupe.

» A ceux qui réclament pour ce pays toutes les distractions des
» grandes cités, je dirai : Ne regrettez pas trop l'absence de ces
» plaisirs, produits de l'art qui a aussi ses merveilles sans doute,
» mais dont on finit par se lasser. La nature a des beautés tou-
» jours anciennes et toujours nouvelles dont on ne se rassasie
» jamais. L'hygiène applaudit à cette suspension temporaire. »

Quoi qu'il en soit des réserves que j'ai dû faire, dans la pensée
qu'elles serviront à améliorer de plus en plus la condition des
malades, il faut convenir que les bons effets du climat n'ont pas
attendu la perfection que je demande.

Car ce n'étaient pas des habitations bien faites pour l'hiver, ces maisonnettes occupées par les premiers malades qui ont trouvé ici leur guérison ou une amélioration notable, et elles n'étaient pas abritées dans les meilleurs replis des dunes ; mais on y respirait à pleins poumons la senteur des pins. Bien plus, la cabane du résinier, en planches mal jointes, enfumée, exposée, sans autre défense que la forêt même, aux intempéries, est le séculaire théâtre des bienfaits de l'atmosphère résineuse.

C'est parce qu'on ne rencontrait pas la phthisie dans ces nombreuses familles chez lesquelles la profession est traditionnelle depuis un temps immémorial, et qu'ils ont attribué à l'air résineux cette remarquable immunité, que les médecins ont pensé à l'utiliser en thérapeutique. Cependant l'immunité n'est pas absolue. On pourrait citer quelques exemples de maladies de poitrine chez les résiniers. Mais il faut reconnaître qu'ils sont rares et hors de proportion avec ceux qui existent, en petit nombre néanmoins, dans le reste de la population. Si je ne craignais d'être abusé par une idée préconçue, je dirais même qu'il devait en être ainsi, et que ces cas doivent rentrer dans la catégorie de ceux que je cite comme aggravés par l'influence de la forêt. L'excès de sédation nerveuse a fait naître la tuberculisation. Tous les résiniers d'ailleurs portent l'empreinte d'un climat chaud et sédatif. Il est vrai que leur travail incessant, de janvier à novembre, est rude, et leur vie frugale. J'emprunte à la Thèse de mon père le portrait qu'il traçait d'eux en 1807 :

« Les résiniers diffèrent beaucoup des autres habitants. Moins
» spirituels et moins agiles qu'eux, ils ne leur cèdent en rien
» pour la franchise ni pour la douceur du caractère, et ils les sur-
» passent en sobriété. C'est principalement au physique que la
» différence est frappante : ils sont petits, maigres, d'un teint ba-
» sané, et ils ont une certaine manière d'être qui les fait distin-
» guer facilement. On ne leur voit point le beau coloris ni les
» formes agréables des marins, et jamais leur tissu n'est distendu
» par la graisse. On trouvera, sans doute, dans leur profession,
» et surtout dans la manière dont ils se nourrissent, des causes
» plus que suffisantes de ces changements. Les résiniers sont
» éminemment *bilioso-pituiteux*. Si, dans l'âge le plus fleuri de la
» vie, on peut apercevoir une prédominance du système sanguin
» chez quelques sujets, ces cas sont rares, et ce n'est que comme
» un éclair qui passe rapidement et ne doit point faire exception.

» Leurs maladies ont rarement un caractère d'acuité, et, lors-
» qu'elles l'ont, elles se manifestent toujours par celui qui est
» propre au type bilieux. »

Les habitudes alimentaires de ces familles sont singulièrement
améliorées depuis quelques années ; la dépression organique est
moins exagérée. Mais il est évident pour tout observateur que le
caractère d'acuité ne tend nullement à se substituer au *type bilieux*. C'est là un grand fait au point de vue qui nous occupe.

Dans la même Thèse il est dit que les résiniers n'atteignent pas
une vieillesse avancée. Cela était vrai, sans doute, à une époque
de misère générale et d'autant plus excessive pour les habitants
de la forêt. Mais le tableau des deux derniers recensements ne
donne pas le même résultat. On voit, en effet, que la proportion
des vieillards de 60 à 90 ans est à peu près la même pour eux
que pour le reste de la population, et quelquefois supérieure. Le
grand écart qui existe entre les quarante premières années et les
séries suivantes, s'explique par l'habitude qu'ont beaucoup de résiniers d'avoir des domestiques nomades venus de la Lande, et
qui, maîtres à leur tour, dans l'âge mûr, rentrent chez eux pour
prendre des métairies.

COMMUNE DE LA TESTE-DE-BUCH.

*Comparaison de la proportion sur 100 des marins de chaque âge,
entre 10 et 100 ans, avec les mêmes séries chez les marins et les
autres habitants.*

SÉRIES D'AGES	DÉNOMBREMENT DE 1856			DÉNOMBREMENT DE 1861		
	RÉSINIERS	MARINS	AUTRES	RÉSINIERS	MARINS	AUTRES
10 à 20 ans	25,6	12,3	27,60	26,6	20,3	21,88
20 30	20,3	18,4	19,08	22,2	16,8	18,10
30 40	20,0	27,1	18,16	22,2	30,0	17,90
40 50	12,0	20,5	11,63	9,5	15,0	16,30
50 60	11,3	13,1	12,11	8,5	10,1	12,10
60 70	7,8	6,1	7,03	6,8	5,9	8,19
70 80	2,3	2,1	3,12	3,3	1,0	4,27
80 90	0,7	0,4	1,08	0,6	0,9	0,99
90 100	»	»	0,09	0,3	»	0,17

Les résiniers supportent très-bien la fatigue à laquelle on les entraîne dès l'enfance. Ils font d'excellents soldats, très-aptes à résister aux marches forcées et aux chaleurs d'Afrique; ils sont sujets à très-peu de maladies. Si leur système musculaire n'est pas accusé par de robustes reliefs, il n'en est pas moins bien trempé. La névrosité n'est jamais un élément sérieux de leur tempérament.

Tous les faits confirment donc l'influence sédative de l'atmosphère des pins. La science est-elle en mesure de donner de cette influence une explication suffisante? Faut-il la rapporter, d'après les ingénieuses expériences de M. Marchal (de Calvi), à la propriété hyposthénisante de l'essence de térébenthine sans cesse évaporée; ou bien à la désoxygénation de l'air par cette évaporation même, et la présence des huiles siccatives; ou à l'action des arômes résineux; ou aux conditions météorologiques : chaleur, humidité, ozone, verdure ;... ou enfin à toutes ces causes réunies, car aucune n'exclut les autres? C'est un problème à l'étude, et peut-être n'importe-t-il guère. L'expérimentation donnera-t-elle plus de certitude que l'expérience? Je n'ose l'espérer. J'attache même une importance capitale à l'examen des résultats cliniques; et si l'avenir confirme ceux que nous avons obtenus jusqu'à ce jour, la station médicale d'Arcachon tiendra un rang très-important dans les ressources de l'art, en dépit des critiques passionnées et des louanges plus exagérées encore qu'on ne lui épargne pas.

Les observations de phthisie que je relate sont choisies parmi les cent vingt environ qu'il m'a été donné de suivre dans une pratique de dix années à Arcachon.

J'ai ajouté un tableau qui figure sous forme synoptique, par des chiffres comparatifs, les points majeurs de ces observations réduites à cent. Les vingt autres élaguées sont moins significatives, d'un diagnostic plus incertain, ou ne se rapportent qu'à des individus qui ont passé quelques semaines à peine à Arcachon. Qu'on ne m'objecte pas les quarante-trois malades portés sur le tableau comme ayant séjourné de un à deux mois. Ils sont plutôt défavorables, puisque je n'ai mis de côté aucun de ceux qui ont succombé à Arcachon ou peu de temps après en être repartis, et ce nombre est de vingt-trois. J'ai conservé tous ceux chez lesquels le climat m'a paru avoir eu une action marquée, même lorsque cette action était sans influence aucune sur la marche de la maladie, mais appréciable sur des symptômes accessoires. Il m'a paru instructif d'ailleurs de montrer que, sur trente-six décès survenus pendant le séjour à Arcachon où peu après, quatre seulement sont dans la catégorie des vingt et un résidants de un an à dix ans, et trente-deux dans celle des soixante-dix-neuf résidants de moins de six mois. En mettant de côté les trois ou quatre cas de phthisie galopante qui sont consignés dans les observations et ne figurent pas au tableau, on voit que presque tous ces malades étaient envoyés *in extremis* à Arcachon. Rien ne prouve que quelques-uns, parmi ceux qui ont éprouvé manifestement l'action sédative, n'eussent retiré quelques avantages d'une émigration franchement acceptée un an ou deux plus tôt.

Des vingt et un de 1 à 10 ans de résidence, dont quatre ont succombé, dix ont éprouvé une amélioration très-marquée. J'ose à peine dire que deux ont trouvé la guérison, puisqu'il faut plusieurs années pour décider si ce que j'appellerais cure radicale n'est pas la simple suspension d'une inexorable maladie. Toujours est-il que les esprits les plus sévères ne pourront pas se refuser à reconnaître que la proportion des malades améliorés dans les conditions décrites à leur histoire particulière est très-forte, et que l'action sédative de la forêt, manifestée comme je l'ai dit, a une grande part dans ce succès. Un seul malade de cette catégorie a subi une aggravation que j'ai pu attribuer au climat, tandis que huit l'ont éprouvée dans la catégorie des résidants de moins de six mois.

Cela ne veut pas dire que telle serait là proportion des influences défavorables aux influences favorables du climat d'Arcachon. Cela veut dire que nous avons grand soin d'envoyer ailleurs, à Pau ou en Provence, selon le cas, les personnes qui ne peuvent que gagner à ce déplacement. Les erreurs de destination sont très-nombreuses encore. Il en est qu'une connaissance plus généralement répandue des stations médicales ferait éviter; mais quelques autres ne se révèlent qu'après un certain temps d'épreuve.

Le premier groupe du tableau semble enseigner que le climat de la région joue un rôle important dans l'influence de la forêt: car les malades venus de Bordeaux sont moins accessibles à cette influence, et ceux du reste de la France moins que les habitants du Nord. Il faut donc une assez grande différence dans les conditions d'habitat pour obtenir l'effet maximum du déplacement, et l'habitude de quitter les pays froids ou brumeux pour gagner une zone méridionale trouverait sa justification dans ces exemples. Le choix de la résidence dépend alors des indications médicales particulières ; mais, en principe, le déplacement est bon. C'est ce que l'expérience a démontré depuis longtemps aux médecins anglais, hollandais, russes, allemands, et à ceux du nord de la France.

Toutes les années ne sont pas non plus également favorables au traitement de la phthisie par le déplacement, et je le dis pour toutes les stations, quelque diverses qu'elles soient, et bien que, malgré les intempéries irrégulières, elles ne perdent jamais leur caractère propre. Dans les dernières années, nous avons entendu des plaintes élevées de toute part sur le froid et la neige, qui ont sévi plus particulièrement dans la région méditerranéenne. L'hiver de 1864-1865 a été marqué, dans tout le midi, par des pluies incessantes. Ce sont là des accidents climatériques dont souffrent les malades, mais qui sont partout inévitables, et que le confort des logements peut seul conjurer dans ce qu'ils ont de fâcheux.

Avant de terminer ces considérations générales, et de livrer au jugement de mes confrères les faits où ils sauront, mieux que moi, trouver matière à de hautes inductions, je sens que j'aurais dû envisager la phthisie sous plusieurs autres aspects pour préciser comme il convient les indications pratiques. C'était le moment de m'inspirer des savantes doctrines de notre maître, M. Pidoux, dont les vues philosophiques sont, à mon avis, d'une grande portée. Mais n'ayant pas à faire une déclaration de principes, et bien décidé, au contraire, à ne rien voir au delà des faits que j'ai observés moi-même, je déclare mon bagage insuffisant pour entrer dans cette arène. J'ai noté seulement, comme remarque générale que l'avenir confirmera peut-être :

1º Que la phthisie héritée de parents phthisiques, débutant par là toux sèche de longue durée, l'allanguissement et la chlorose, la cachexie tuberculeuse simple, pourrais-je dire, est plus rebelle à la médication que :

2º La phthisie héritée de parents goutteux. Celle-ci, dont les débuts sont moins continus, entrecoupés de périodes de migraines, d'accès divers de goutte anomale, de névralgies, d'états nerveux variés, est plus accessible aux agents modificateurs que :

3º La phthisie non héréditaire débutant d'emblée par une névrose à forme aiguë ou par la fièvre nerveuse elle-même. Cette dernière forme, qui se présente fréquemment avec une marche galopante, est de toutes celle qui résiste le plus fatalement.

Dans la première section des observations de phthisies pulmonaires, j'ai rapproché huit cas de guérison. Les quatre premiers me paraissent surtout devoir être probants. M. E... et M. D... avaient déjà des points ramollis et vidés. L'un venait de Dublin, l'autre de Paris. Jusqu'à leur venue à Arcachon, la maladie a empiré sans cesse, et peu de temps après l'amélioration a été manifeste, progressive et soutenue. Elle persiste depuis plusieurs années. M. F... et Mme G..., moins avancés dans la tuberculisation, ont éprouvé nettement du mieux progressif pendant tout le séjour à Arcachon, et en plein hiver, tandis qu'ils ont eu des retours inverses à chaque tentative de changement de localité ; et finalement ils ont pu rentrer dans la vie ordinaire exempts de tout signe de maladie. Non-seulement on doit admettre qu'ils sont guéris, puisque rien n'indique plus qu'ils soient malades, mais aussi qu'ils n'ont pas trouvé ailleurs les mêmes conditions favorables.

Les quatre autres cas de guérison parlent moins aux yeux, si je puis dire, parce qu'ils n'avaient pas dépassé la première période de la phthisie, et qu'on peut toujours élever des doutes sur la nature réelle de telles affections. Cependant il faut reconnaître que toutes les probabilités, calculées sur les circonstances générales, plaident en faveur de la tuberculisation commençante. Les conséquences du séjour à Arcachon ont été extrêmement favorables. Mlle T... fait peut-être exception, si l'on considère qu'elle n'en a profité que deux mois.

Les malades améliorés, mais non guéris, par leur séjour à Arcachon, sont de deux sortes : les uns qui continuent à être malades, mais dont la maladie a subi une suspension ou une diminution importante ; les autres qui ont succombé après avoir éprouvé dans la marche et l'intensité des symptômes une atténuation sensible. On verra, par cette double série de faits, que la sédation s'est toujours opérée, et quelquefois au point de faire disparaître toute manifestation nerveuse violente, tandis que les phases de l'évolution tuberculeuse, enrayées le plus souvent, ont quelquefois marché dans une indépendance absolue.

En sorte qu'il paraîtrait juste de penser que les tubercules crus, qui sont fort souvent la cause de névropathies ou de névroses diverses lorsqu'ils prennent possession de l'organisme, peuvent survivre à l'arrêt de cette perturbation ou disparaître avec elle.

Dans l'impossibilité de diriger contre le tubercule lui-même un remède spécifique, on peut donc quelquefois l'arrêter dans sa marche en supprimant la névrose, qui deviendrait cause à son tour. Ce serait là une des indications précises du climat d'Arcachon.

J'ai relaté, sous le titre de *Décès avec action nulle ou aggravante du séjour*, quelques faits qui démontrent surtout l'action mauvaise de ce climat chez les phthisiques d'un tempérament lymphatique plus ou moins torpide et chez ceux qui ont présenté des complications du côté du foie. M. R..., le type de ces malades, avait passé un bon hiver à Nice, et n'a trouvé qu'aggravation dans la forêt d'Arcachon.

Les trois cas de phthisie galopante dont on lira l'histoire à la fin des observations de tuberculose, sont remarquables par leur analogie.

Dans les trois cas, l'invasion a été rapide, de forme névrosique très-marquée, et sans aucune manifestation locale appréciable par les moyens ordinaires d'investigation. On a toujours cru être en présence d'un grand trouble du système nerveux, comme on en rencontre dans les cas de chlorose profonde ou d'irritation cérébro-spinale. L'hématose était certainement entravée par la quantité innombrable des petits tubercules miliaires en voie de formation. De là ces phénomènes si accentués de lutte organique. Mais ce n'est qu'au moment même de la fonte générale et à peu près instantanée que la véritable nature de l'affection a été mise en lumière.

On trouvera quelques exemples seulement de chacune des autres maladies chroniques des voies respiratoires que j'ai eu à observer à Arcachon, et, dans le nombre, cinq pris parmi les enfants affectés de *bronchite chronique*.

Il m'eût été facile de multiplier ces citations, parce que le nombre des cas a été considérable. Mais ce que je dirais des uns serait vrai des autres. La seule différence, car je la trouve à tous les pas, consiste dans l'appréciation du tempérament. Tel enfant sujet aux bronchites se trouvera très-bien de l'air et de la forêt, parce qu'il est nerveux ; tel autre de l'air marin, et, dans la belle saison, de mai à novembre, il sera toujours facile de remplir l'une ou l'autre indication. L'hiver d'Arcachon ne conviendra pas à ceux qui sont très-lymphatiques, mais les autres guériront le plus souvent, à la condition de séjourner un temps assez long lorsque la maladie sera générale, profonde et ancienne.

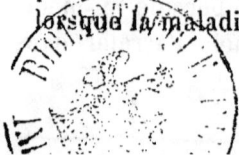

. Dieu me garde d'entamer une dissertation au sujet de l'*asthme!*
J'ai décrit de mon mieux les traits caractéristiques des accès survenus chez deux ou trois malades que le séjour d'Arcachon a guéris
ou singulièrement améliorés. Je n'ai pas oublié de dire que,
chez eux, le système nerveux joue un rôle évidemment prépondé-
rant, et je n'ai pas négligé de mentionner la bronchite qui, de
l'avis de quelques auteurs, est la partie capitale de cette affection,
ni l'emphysème, que d'autres considèrent comme cause après
avoir été résultat. Si l'asthme n'est pas une névrose dans son
principe, on ne peut s'empêcher de reconnaître qu'il est influencé
favorablement par les antispasmodiques et notamment par les solanées, et que la marche de l'attaque elle-même a quelque chose
d'imprévu, de subit et de convulsif comme tous les spasmes. L'action de l'atmosphère résineuse est si puissante dans un grand
nombre de cas, qu'on est tenté de voir là encore une preuve de
plus en faveur de cette théorie.

Je cite un cas de mort, à Arcachon, par accès d'asthme. C'est le
seul. Quelques asthmatiques ont quitté la station après un mois
d'essai, parce qu'ils n'en retiraient aucun bien. Néanmoins je n'en
ai pas vu, excepté le cas unique dont je viens de parler, qui aient
paru ressentir une aggravation véritable.

Pour les médecins acceptant complètement l'idée que l'asthme
est une névrose, c'est la plus grande preuve de la nature sédative
du climat d'Arcachon.

En résumant ces rapides considérations, je crois pouvoir con-
clure de ce qui précède et des faits qui vont suivre :

1º Que le climat d'Arcachon est sédatif du système nerveux ;

2º Qu'il met certains phthisiques dans un milieu favorable à la
cure de leur maladie, et toujours à un degré quelconque d'amélioration, quand il y a prédominance du système nerveux ;

3º Qu'il favorise la guérison des bronchites chroniques, dans
les mêmes circonstances ;

4º Qu'il est contraire à toute maladie de poitrine chez les personnes d'un tempérament lymphathique torpide ;

5º Qu'il convient à la plupart des asthmatiques.

En formulant nettement les conclusions qui se sont gravées
dans mon esprit par l'expérience personnelle, j'ai eu surtout en
vue de placer des jalons sur une voie encombrée d'incertitudes,

et de fournir des points précis autour desquels la discussion et l'expérience ultérieure pourront désormais ordonner les faits et fixer les indications.

OBSERVATIONS.

1º Phthisies.

§ Ier. — Guérisons.

Je ne conais pas de fait de guérison de phthisie pulmonaire plus remarquable que le suivant :

1º M. E..., de Dublin, âgé de 22 ans, assez grand et de bonne structure, consulta, vers la fin d'octobre 1859, le Dr Gaubric, pour une hémoptysie qui l'obligeait à séjourner à Bordeaux, au lieu d'aller directement à Pau, selon ses projets.

Notre regretté confrère le trouva beaucoup trop faible pour entreprendre le voyage, et lui conseilla de se reposer un mois ou deux à Arcachon. M. E..., accompagné de sa mère et d'une sœur plus jeune que lui de deux ou trois ans et d'une constitution délicate, se retira dans une maison basse, assez mal défendue contre le vent et le froid, mais pourvue d'une cheminée de salon, ce qui, alors, était un fort grand luxe dans la future station hivernale. — En quelques enjambées, d'ailleurs, il se trouvait dans un vallon très-abrité de la forêt, derrière la chapelle. Toutes ces circonstances avaient déterminé le choix du logement. Dès l'arrivée, je constatai avec M. Gaubric un ramollissement du sommet gauche : craquements humides à bulles très-nombreux pendant l'inspiration ; défaut d'élasticité à la percussion dans la même région ; expectoration muco-purulente. Il y avait, en outre, une pâleur cachectique, de la maigreur, une grande faiblesse, les extrémités digitales épatées, et, presque tous les soirs, un mouvement fébrile avec excitation nerveuse habituelle ; bon appétit néanmoins et bonnes digestions.

Je soumis M. E... à l'huile brune de foie de morue, et lui conseillai les promenades dans la forêt. Un âne l'y porta pendant quelques jours, puis il put marcher. Je lui fis respirer plusieurs fois une infusion aromatique de feuilles de pin, à l'aide du pulvérisateur de M. Salles-Girons. Mais une nouvelle et abondante hémoptysie, survenue le 6 décembre, me fit renoncer à ce procédé. Elle fut combattue et enrayée, à grand'peine, par le perchlorure de fer, la limonade sulfurique, les astringents ordinaires. M. Gaubric, appelé en consultation, conseilla néanmoins de ne pas quitter Arcachon de tout l'hiver, parce que la fièvre, les accidents nerveux et la faiblesse avaient été améliorés pendant un mois de séjour.

Bientôt notre malade put reprendre ses promenades de la forêt. Confortablement enveloppé, il ne craignait pas d'affronter les jours couverts et froids ; la pluie seule le confinait dans son modeste appartement. Il continua l'usage du perchlorure de fer, qui aidait puissamment à la reconstitution du sang, et l'huile de foie de morue.

Au commencement du mois de mai suivant, M. E... repassait à Bordeaux pour rentrer en Irlande. M. Gaubric fut extrêmement surpris de voir son embonpoint, sa force, et, par-dessus tout, le bon état de sa poitrine. Les craquements humides avaient cessé, et la respiration, plus claire à gauche qu'à droite, et plus rude, nous parut se passer dans de nombreuses petites cavernes sèches et en voie de cicatrisation. Malgré nos conseils, M. E... n'est pas revenu dans le Midi. Il passe ses hivers en Irlande et n'a plus souffert de la poitrine.

Plus surpris encore fut le Dr Corrigan, de Dublin, qui avait conseillé le midi de la France. Ce fut au point qu'il partit lui-même bientôt après pour visiter Arcachon ; qu'il a communiqué ses impressions au Collége des Médecins de Dublin, dont il est le président, et que, depuis lors, nous avons vu augmenter chaque année le nombre des Irlandais qui viennent chercher dans notre station un climat salutaire.

2° Une des grandes distractions de M. E..., quand il ne pouvait pas faire ses promenades sous les pins, était la partie d'échecs, et il avait pour partner assidu un étudiant en médecine, relégué, lui aussi, dans la solitude des bois, pour une maladie de poitrine.

Plusieurs médecins de Bordeaux ont connu ce malade, aujourd'hui bien portant : c'est M. F..., d'origine créole et d'un tempérament très-nerveux. Il avait 19 ans quand on lui conseilla d'interrompre ses études médicales pour venir à Arcachon. Il y avait urgence, en effet, à prendre du repos dans une atmosphère propice : plusieurs hémoptysies avaient épuisé le malade ; la toux sèche, quoique peu fréquente, était très-énervante, et les forces étaient singulièrement réduites. La maladie datait de deux ans environ. M. F... séjourna pendant trois hivers à Arcachon, entouré des soins assidus d'une mère intelligente, et bien décidé lui-même à ne reculer devant aucun ennui pour guérir. Il ne se donna donc de distraction que la dose prescrite ; il prit l'huile de foie de morue, l'eau de pin, ne sortit jamais que dans le milieu du jour, d'abord en essayant quelques pas autour de son habitation, puis en parcourant la forêt à cheval. La guérison, on peut le dire, marcha très-régulièrement, si ce n'est qu'elle fut ralentie plus tard par une tentative de séjour à Montpellier. Soit la nature du climat, soit contention d'esprit, l'habitation à Montpellier fut défavorable. M. F... revint à Arcachon, où il recouvra progressivement la santé, et définitivement.

La transformation morbide, chez ce malade, comme chez la plupart de ceux que j'ai vus promptement améliorés dans la forêt, a paru se faire par la sédation du système nerveux. Le côté gauche était pris, au moins congestionné, depuis deux ans, et de là partaient les fréquentes hémoptysies. Mais le caractère était très-irritable aussi ; la face, amaigrie et très-mobile, était agitée de tics. Il y eut amélioration sous tous les rapports, à mesure que la maladie se modifiait.

M. F... est au terme de ses études maintenant, et sa santé se maintient bonne. Je ne suis pas en mesure de donner un diagnostic absolument exact sur la maladie de M. F..., dont je n'étais pas le médecin ; mais ce que je puis affirmer, c'est la transformation de nature sédative qui s'est manifestée chez ce malade pendant son long séjour à Arcachon.

3º Un des hommes les plus actifs parmi nos industriels d'Arcachon, qui est toujours en mouvement et n'épargne aucune peine pour se rendre utile aux étrangers, dont il est très-connu, M. D..., habite Arcachon depuis huit ans, et s'y est fixé pour cause de maladie, ce que personne aujourd'hui ne soupçonnerait. Lui-même n'attendait pas, sans doute, une aussi complète transformation. Lorsqu'il vint me consulter, en automne 1857, je lui donnai le conseil de passer l'hiver dans la forêt, pour combattre la toux, les crachements de sang, l'amaigrissement, en un mot le désordre pulmonaire qui l'avait obligé à interrompre ses occupations. Les signes fournis par la percussion ou l'auscultation étaient : matité sous la clavicule droite ; respiration rude, avec râles sous-crépitants et craquements humides, dans une étendue de trois à quatre centimètres carrés.

Après quelques mois, il se trouva amélioré, et se décida à faire venir sa famille. Bientôt il monta un magasin d'épiceries, et d'aucuns le voyant pâle, maigre, toussant encore, ne prenaient pas grande confiance dans le succès de son entreprise ; mais il avait le sentiment vrai de son amélioration. Une évolution complète de la substance amorphe s'est opérée et a parcouru, en deux ans, toutes ses phases dans un point circonscrit du poumon, depuis l'état cru et congestionnel jusqu'à l'évacuation de petits foyers, comme paraît l'indiquer depuis lors le râle caverneux qui persiste en s'affaiblissant de plus en plus. — Non-seulement la toux a disparu, mais un certain embonpoint est revenu, et voilà six ans environ qu'il peut être considéré comme guéri. N'est-ce pas un temps suffisant, et la critique se refusera-t-elle à l'admettre ?

4º Mme G..., âgée de 35 ans, femme d'un savant professeur irlandais, mère de six enfants, a passé trois hivers à Arcachon (du mois d'octobre 1861 au mois de mai 1863), sur le conseil du Dr Stokes, de Dublin, qui avait reconnu un commencement de maladie de poitrine siégeant au sommet du poumon droit. — Depuis ses dernières couches, Mme G... avait maigri considérablement, et n'avait pas cessé d'éprouver une toux sèche, des douleurs dans le côté droit, des insomnies accompagnées parfois d'un mouvement fébrile. Sa nature nerveuse en était irritée d'une façon pénible, ce qui la tourmentait beaucoup, car elle avait une juste appréciation de son état, et elle ne cachait pas l'hérédité tuberculeuse de sa famille. Je trouvai de la matité sous la clavicule droite et très-peu de perméabilité vésiculaire dans cette région. La toux était sèche, suivie seulement, le matin, d'une expectoration épaisse et muqueuse. La maigreur était grande, cependant sans émaciation. Il ne paraissait pas que les autres fonctions importantes fussent troublées.

Comme le tempérament de Mme G..., en même temps que nerveux, était lymphatique, et que j'attribuai même à ce caractère la première part dans la maladie, je conseillai, pour l'hiver, une maison abritée, mais pas trop éloignée de la plage. Mme G... profita de l'air marin toutes les fois que l'atmosphère fut calme, et passa la plus grande partie du temps dans la forêt, avec ses enfants. Elle fut soumise, pendant le premier hiver, aux infusions de feuilles sèches de pin et à l'huile brune de foie de morue; elle prit le lait d'une chèvre nourrie au chlorure de sodium, d'après la méthode de M. A. Latour. Vers la fin de cette période, la toux avait complètement cessé; la respiration était facile, la satisfaction et l'embonpoint revenaient rapidement. J'inscrivis sur mes notes: « Guérison complète, autant qu'on en puisse juger matériellement. » Mme G... voyagea pendant trois mois en France, au commencement de l'été, puis rentra à Arcachon. Je lui fis adopter le système des frictions d'eau froide sur le torse, en supprimant la flanelle. Durant l'hiver de 1862 et celui de 1863, elle n'interrompit pas cette pratique, qui est devenue son habitude hygiénique, et, sauf une légère bronchite (1862) qui dura une semaine, elle jouit d'une bonne santé. L'huile de foie de morue fut le seul médicament pris dans cette deuxième période.

La maladie de Mme G... était au début et très-circonscrite lorsque son médecin l'exila d'Irlande; mais elle avait entièrement disparu quand elle y rentra: c'est un résultat qui est certainement digne d'attention. N'est-il pas probable que, si Mme G... n'avait pas eu l'énergie de rester à Arcachon deux hivers encore après une première amélioration, elle aurait perdu ce bénéfice? Mme G... a passé l'hiver de 1863-1864 dans le midi de l'Irlande, où elle a maigri et toussé fréquemment; elle est revenue à Arcachon pendant l'hiver 1864-1865. Je n'ai pas besoin de rappeler les intempéries de ce malheureux hiver: le vent d'ouest et la pluie ont désolé la France entière pendant trois mois. Néanmoins Mme G... a été rapidement reconstituée, elle n'a pas eu la moindre bronchite, et tout son regret est de n'avoir pas eu la pensée de rester à Arcachon sans interruption.

Je ne saurais, dans le fait qui précède, préciser l'influence de la forêt ou celle de la plage, puisqu'il m'avait paru utile de les combiner dans une certaine mesure. Peut-être même, avec plus de hardiesse

dans les déductions, attribuerais-je à cette combinaison un effet salutaire qui serait essentiellement propre à notre station médicale. Je noterai seulement la rapide diminution, puis la disparition complète des
accidents nerveux; mais ils n'étaient probablement qu'un des phénomènes secondaires de la maladie et devaient disparaître avec elle.

5° Du commencement de janvier à la fin d'avril 1861, M. K..., Irlandais, âgé de 31 ans, se trouva rapidement amélioré pendant son séjour
à Arcachon. Il était au premier degré d'une phthisie héréditaire, déclarée depuis un an, et accusée par la matité du sommet droit, l'expiration prolongée et la respiration rude, la toux sans expectoration, l'a-
maigrissement graduel et la perte des forces, avec de légers accès de
fièvre revenant fréquemment, à des heures indéterminées. M. K... était
d'un tempérament nerveux et d'une constitution assez forte. Comme
plusieurs membres de sa famille avaient succombé à la phthisie, son
médecin l'avait envoyé en France dès les premières atteintes du mal.

Après quatre mois de séjour dans la forêt, sans autre médication, et
malgré l'hiver, — car il ne faut jamais oublier cette condition défavorable, dans toutes nos observations, — ses forces avaient repris une
marche ascendante; les mouvements fébriles avaient disparu, et la respiration était à peine rude du côté malade. Depuis lors, M. K... n'a
pas quitté l'Irlande, et, en 1864, j'ai su qu'il y jouissait d'une bonne
santé.

6° A l'âge de 26 ans, Mme B... vint de Reims à Arcachon pour prendre
les bains de mer, en septembre et octobre 1859.

Depuis deux ans, après des couches difficiles et un allaitement fati-
gant, elle n'avait repris ni ses forces, ni son embonpoint. Par nature
déjà elle était délicate et très-nerveuse. Cet état maladif inquiétait
d'autant plus sa famille, qu'on la savait sous le coup de l'hérédité tuberculeuse. Le sommet du poumon droit était résistant; on entendait
quelques craquements humides; la toux sèche et assez rare cependant
persistait depuis le début de la maladie. Quelques phénomènes nerveux —syncopes, insomnies, cardialgie — pouvaient être rapportés à la
chlorose. Il existait aussi une aménorrhée leucorrhéïque, d'où pouvaient dépendre l'inappétence et la gastralgie. Je ne jugeai pas prudent,
à l'état de faiblesse musculaire de cette malade, à son excessive irritabilité nerveuse, et surtout aux signes non équivoques de la région
sous-claviculaire droite, de permettre les bains de mer. Je conseillai
plutôt un exercice gradué, dans la forêt, et des frictions d'eau de mer
froide, tous les matins, sur la poitrine et les bras. Il y eut une amélioration notable, très-sensible surtout à l'état des forces. — Mme B...
passa beaucoup mieux l'hiver suivant, en Champagne, en se soumet-
tant à l'usage de l'huile de morue et continuant ses ablutions froides.

Cependant, au mois de mars, la maladie parut reprendre une recrudescence nouvelle : la faiblesse surtout prenait une aggravation rapide, et donnait lieu à de fréquentes syncopes. Mme B... revint à Arcachon au mois d'avril 1860. Ce mois se trouva froid et humide ; néanmoins les sorties dans la forêt furent rarement interrompues, les forces reprirent un peu, les défaillances s'éloignèrent, et la dernière eut lieu le 5 mai. A partir de ce moment l'amélioration se prononça davantage. La surexcitation nerveuse fit place à un équilibre plus satisfaisant de toutes les fonctions : meilleur appétit, bon sommeil, apparition menstruelle, diminution rapide de l'état leucorrhéïque. Tandis que Mme B... pouvait à peine faire une promenade d'un quart d'heure, elle put bientôt rester quatre et cinq heures à cheval. La médication, indépendamment de l'air de la forêt et des ablutions d'eau de mer froide, avait consisté surtout en perchlorure de fer, sirop de pin et d'écorces d'oranges. — On avait soin de donner une alimentation substantielle et de satisfaire l'appétit à mesure qu'il se réveilla. Dès le principe, je diminuai de beaucoup la durée des insomnies en faisant donner une tasse de bouillon vers dix heures du soir. — Pendant ce temps, l'état de la poitrine s'était singulièrement modifié. Même après l'hiver, j'avais trouvé une amélioration quand je percutai et que j'auscultai le côté malade : plus traces de craquements ni de matité Il me sembla seulement que la respiration y était encore plus rude, mais je n'oserai l'affirmer, tant ce signe était incertain. — L'expectoration, d'ailleurs, avait toujours été à peu près nulle, si l'on excepte quelques mucosités épaisses rendues le matin par les premiers efforts de la toux. — La toux elle-même disparut dans le courant du mois de mai. J'autorisai quelques bains de mer tièdes et très-courts en juin et juillet, d'abord à 28° c., puis graduellement jusqu'à 24° et 23° c.

Mme B... partit d'Arcachon au mois d'août, dans un état très-satisfaisant. Je lui avais conseillé de ne pas passer l'hiver suivant en Champagne : elle alla à Alger. Les hivers de 1862 et 1863, pendant lesquels elle ne quitta pas Reims, furent excellents aussi, et la guérison n'a plus été démentie.

Il n'est pas inutile, à titre de renseignement général sur la nature de cette maladie, arrêtée dès la première période, de signaler la mort de l'enfant de Mme B..., qui succomba en 1863, à Reims, âgé de 5 ans, à une méningite tuberculeuse.

7° Je trouve dans mes notes, sous le nom de Mlle T..., de l'Ile-Saint-Georges (sur Garonne) : « Séjour à Arcachon insuffisant pour lui attribuer l'amélioration rapide reconnue par elle et sa mère. » En effet, cette jeune malade (20 ans) n'avait passé qu'un seul mois près du bassin, le mois de juillet 1860. Cependant il était impossible de ne pas reconnaître entre le moment de l'arrivée et celui du départ une différence notable, dans une affection déjà bien caractérisée : toux fréquente depuis deux ans, expectoration habituelle muco-purulente, dyspnée, craquements humides sous la clavicule gauche ; stries de sang dans les crachats; amaigrissement progressif. Néanmoins on n'a constaté ni fièvre, ni sueurs nocturnes. Mlle T... a une bonne constitution ; elle est blonde, colorée, fort lymphatique; ses habitudes sont sédentaires. Elle prend depuis longtemps l'huile de foie de morue. Je la soumets à l'usage de l'eau de pin et des frictions d'eau de mer froide, tous les matins ; elle respire l'air marin, nuit et jour ; et j'ai la satisfaction de constater bientôt un amendement de tous les symptômes. — Je m'informai plus tard de cette intéressante malade, et j'appris que la santé s'était encore améliorée. Enfin son médecin, M. Rencontre, m'écrivait, il y a quelques mois : « Mlle T..., soumise longtemps à l'huile de foie de morue et aux exutoires persistants sur la poitrine, est guérie. »

8° Mme A..., âgée de 33 ans, mariée à un notaire d'une ville importante de l'Anjou, est brune, grande, frêle, d'un tempérament essentiellement nerveux. Son enfant, âgé de 10 ans, paraît déjà très-fatigué par la croissance. On a conseillé à Mme A... le séjour d'Arcachon (1861), parce qu'elle éprouve, depuis deux ou trois ans, une toux sèche habituelle, et de temps en temps des hémoptysies légères ; que la respiration est rude dans les deux sommets, et surtout parce qu'elle est entachée d'hérédité tuberculeuse. L'approche de la mer n'est pas favorable ; le séjour dans la forêt apaise beaucoup mieux la toux, qui disparaît après deux mois. Lait d'ânesse, huile de foie de morue brune, promenades sous les pins. — En 1862, Mme A... revient, après un hiver meilleur que les précédents, et séjourne encore deux mois à Arcachon. Elle revient de nouveau en 1863, et tout signe équivoque disparaît définitivement. On ne trouve plus de rudesse dans la respiration. La toux a cessé. Mme A... est seulement toujours frêle et maigre. Même état en 1865 et même absence des signes matériels constatés la première année.

§ II. — Améliorations.

9° En août 1855, je me trouvai en présence d'une névropathie exquise (exquise sensibilité aux influences physiques ou morales), avec phénomènes faisant penser que le siége du mal résidait dans les poumons. L'intelligence seule restait intacte ; mais une intelligence d'élite, remarquable par la justesse de la pensée comme par l'élévation des sentiments. Don providentiel ! qui a permis à la malade de traverser les épreuves les plus pénibles avec un grand courage et une sainte résignation. — Mme P..., mariée très-jeune à un magistrat, n'a jamais eu d'enfants. On peut dire que, depuis sa naissance, aucune des causes d'un ébranlement moral profond ne lui a manqué. Encore aujourd'hui on retrouve en elle une forte organisation native, en lutte continuelle avec ce désordre nerveux qui tend sans cesse à troubler toutes les fonctions. — L'hérédité n'est pas à négliger dans cette histoire : — la mère et une sœur ont succombé après plusieurs années de souffrances analogues. — Lorsque Mme P... vint à Arcachon, d'après le conseil de M. le Dr J. Dupuy (de Bordeaux), elle avait essayé déjà des maisons de santé, de l'hydrothérapie, des bains de mer à la lame, sans résultat favorable. L'air humide d'une résidence où elle jouissait de tous les agréments de la fortune, l'air de Bordeaux ou de Paris, n'avaient pu lui convenir. Elle résolut, sans trop de confiance, d'éprouver la forêt d'Arcachon, dont quelques médecins parlaient déjà, un peu à priori.

On était en pleine saison des bains de mer. Mme P... choisit, à l'une des extrémités de la longue rue, une petite habitation bien ombragée. Ce calme nouveau parut exercer une bonne influence. Il n'en fallut pas davantage pour décider Mme P... à affronter, pendant l'hiver suivant, tous les ennuis et les inconvénients d'une solitude vraiment proche alors de la sauvagerie.

Je ne prétends pas donner un tableau complet de la maladie protée de Mme P...; quelques traits suffiront pour faire comprendre de quelle nature elle est, et combien le désordre nerveux a été considérable :

Deux, trois ou quatre fois par mois, dans les premiers temps, puis à des intervalles plus ou moins éloignés, j'ai vu se développer des accidents formidables par leur intensité : névralgies faciales, cardialgies, paralysies d'un membre ou spasmes de la glotte avec délire, crachement de sang, suffocation, turgescence du visage et du cou, asphyxie imminente... Du moins n'ai-je osé jamais, après MM. Rostan, Bouillaud, Dupuy, éviter la saignée, qui enlevait seule et subitement cette crise violente. Et cependant la malade était plus près de l'anémie que de l'état sanguin. Les palpitations habituelles, le bruit de souffle des gros vaisseaux, la couleur pâle du sang craché ou du sang cataménial, l'extase et la catalepsie, presque toutes les formes hystériques, me disaient bien haut que je ne devais pas atténuer, dans sa quantité, le sang, ce *nervorum moderator*.

Il le fallait cependant, tous les autres moyens restant impuissants, tels que le chloroforme en usage interne et externe, en inhalations; les solanées, les opiacés; toute la série enfin des médicaments réputés antispasmodiques. Je signalerai même une intolérance remarquable notamment à l'égard des substances narcotiques. Il suffisait d'une quantité minime d'opium pour obtenir un sommeil long, suspirieux, agité, nullement réparateur. La belladone, à la même dose, troublait considérablement la vue et l'estomac. Je n'ai jamais pu tromper la malade sur la nature du médicament sédatif ou narcotique que je lui ai fait prendre, quelque soin que j'aie mis à lui cacher les ordonnances, à dissimuler les saveurs, à fractionner les doses. Les crises de suffocation avec tout leur cortége névrosique duraient trois, quatre, cinq jours, en augmentant graduellement jusqu'au point où je ne pouvais plus éviter la saignée. C'était le remède souverain. Il me reste à dire quelle était sa perfidie. Le 15 août 1860, vers neuf heures du soir, je fus obligé de pratiquer encore cette opération. Je sortis 200 grammes de sang, comme les autres fois, et la crise fut arrêtée presque instantanément. Mais à peine revenue à la parole, Mme P... me demanda pourquoi j'avais déjà fait enlever les bougies, puisque la nuit était si sombre. La malheureuse dame était aveugle ! et, pendant dix mois, d'une manière si absolue, qu'elle ne distinguait pas entre le grand jour d'un soleil du mois d'août et l'obscurité la plus complète. Vers la fin du printemps suivant, elle commença à souffrir beaucoup au contact de la lumière, puis elle la distingua un peu, et progressivement reprit l'usage de la vue. — Si cette funeste période fut désolante pour la malade, elle fut bien pénible pour moi. — On comprend avec quelle appréhension j'attendais les crises habituelles ! Elles furent moins violentes et plus éloignées. La cécité était évidemment une des formes de la névrose : elle succédait aux spasmes pectoraux, accompagnée d'ailleurs de fortes douleurs de tête, de même que les spasmes avaient alterné avec d'autres paralysies partielles, avec les névralgies faciales, avec la cardialgie entrecoupée de syncopes, cette forme si douloureuse et que la malade redoutait plus que tout au monde.

Dans l'ensemble, les phénomènes nerveux avaient progressivement diminué d'intensité comme de fréquence pendant les premières années du séjour de Mme P... à Arcachon. C'est ce qui l'avait engagée à ne plus quitter la forêt. Deux ou trois voyages dans sa famille ou à Bordeaux avaient toujours été funestes et fixé définitivement ses résolutions. Pendant tout le temps que dura la cécité, l'effet sédatif sur l'ensemble du système nerveux fut beaucoup plus marqué, et je résolus, après avoir épuisé toutes les ressources ordinaires, de reprendre la médication ferrugineuse sous une forme nouvelle. C'était, on le voit, une violente réaction contre la saignée. Je soumis Mme P... au perchlorure de fer (neuf gouttes par jour, dans trois cuillerées d'eau) et aux infusions de feuilles de pin.

La nourriture habituelle ne m'a jamais été d'un grand secours, Mme P... prenant à peine quelques potages, du lait, des laitages, très-peu de viande et de l'eau pure. Impossible de vaincre cette antipathie pour une alimentation substantielle.

Depuis trois ans, Mme P... n'a presque jamais interrompu la médication, en quelque sorte hygiénique, par le perchlorure de fer, et, depuis lors, un changement considérable s'est opéré dans son état. Deux ou trois fois seulement j'ai été obligé de faire de petites saignées pour combattre le spasme suffocant, et voici plus de deux ans que je n'y ai

pas eu recours. Ce n'est pas que les crises soient entièrement suppri-
mées, mais elles sont rares et extrêmement atténuées. On peut dire que
l'élément spasmodique, l'éréthisme nerveux, a cédé peu à peu pour
faire place à des accidents d'une autre nature. — Mme P... avait eu autrefois, au milieu de ce désordre nerveux, deux ou trois pleurésies du
côté droit, et, depuis lors, elle a toujours éprouvé une douleur sourde
de la base thoracique. La percussion et l'auscultation ont en même
temps accusé un défaut de perméabilité pulmonaire dans un point circonscrit; au contraire, la respiration était habituellement entière à
gauche et presque infantile au sommet droit. Je n'ai pas trouvé d'ægo-
phonie. Tous ces phénomènes sont restés à peu près stationnaires pendant
cinq ans. Ce n'est pas d'ailleurs un fait isolé dans cette complexe histoire : tout l'organisme semblait ravi aux mutations ordinaires de la
matière, sous l'empire extatique de la prédominance nerveuse : l'embonpoint et les formes extérieures parfaitement conservés; les ongles
d'une poussée insensible, et les petites plaies accidentelles d'une durée
indéfinie, sans inflammation, sans ulcération, mais comme dépourvues
de toute matière plastique.

A mesure que l'élément névrosique s'est atténué, il semble que la
matière organique soit entrée de nouveau en mouvement. Il y a eu d'é-
videntes transformations : un franc épanchement pleural s'est produit
à droite, et a subi diverses vicissitudes; mais il est aujourd'hui accompagné de toux avec rare expectoration muqueuse, et donne lieu à
une gêne habituelle de la respiration.

Il est à remarquer que l'intolérance pour les médicaments a considérablement diminué au milieu de ces diverses transformations, et que la
malade supporte l'air marin pendant quelques heures : imprudence qui
eût infailliblement provoqué une crise suffocante ou une paralysie, il y
a deux ou trois ans.

Si je ne me trompe, Mme P..., après avoir subi longtemps et lentement l'influence sédative de la forêt résineuse , est arrivée à une période nouvelle de la maladie, où il faut prendre garde à l'exagération de
ce bien lui-même, et l'atténuer progressivement par l'atmosphère ma-
rine.

Mme P... a toujours présenté, comme complication de sa maladie,
une rétroflexion avec fort renversement en arrière, qui a occasionné de
son côté mille misères : engorgements du col, constipation opiniâtre et
dysurie. L'ovaire droit a été toujours facile aux congestions, et, l'hiver
dernier (1864-1865), l'engorgement a été tel qu'il a occasionné, pendant
plus d'un mois, de violentes douleurs et de la fièvre. La vessie , com-
primée, a cessé de fonctionner pendant plusieurs jours. La poitrine,
plus gênée que jamais, a ajouté ses souffrances à toutes ces tortures.
Mais la complication spasmodique nerveuse n'a pour ainsi dire pas
reparu.

10º Je place Mᵐᵉ de V... parmi les natures exquises, bien qu'elle ne soit pas névropathique et que le désordre nerveux, chez elle, soit une conséquence de sa maladie de poitrine plutôt qu'une cause ou un prélude. Mais ce que j'entends par *exquisité* prédisposant à certaines formes nerveuses, se révèle suffisamment par l'élévation des sentiments et de la pensée, par cette sérénité dans l'abnégation et la pratique des vertus qui appartient à bien peu de personnes, et par une aptitude singulière à toutes les spéculations d'ordre intellectuel ou moral. Dans cette sphère, la force organique cède bientôt devant l'activité cérébrale, et si celle-ci succombe à son excès même, la maladie fait de prompts ravages. — Mᵐᵉ de V..., une de ces natures, s'était livrée à un travail excessif lors de la grande Exposition de Londres (1862), où elle fit plusieurs voyages et où elle avait de grands intérêts. C'est là qu'elle commença à tousser, à avoir la fièvre et des hémoptysies. Avant cette époque, elle avait mené une existence très-occupée au sein d'une famille nombreuse dont elle était l'âme. Mariée très-jeune, Mᵐᵉ de V... a eu quatre enfants; elle est veuve depuis peu d'années et âgée de 38 ans environ.

En deux ou trois mois, la maladie de poitrine fit de rapides progrès. M. Trousseau pressa le départ pour le midi de la France. Mᵐᵉ de V... se retira sur une terre, aux environs de Dax, et là, grâce au repos et aux soins affectueux qui l'entourèrent, elle reprit un peu de force et songea à gagner une station spéciale pour l'hiver. Dans le courant de novembre 1862, on la transporta à Arcachon. Je constatai à ce moment : de la matité dans toute la partie supérieure gauche du thorax, en avant et en arrière; une diminution sensible du bruit respiratoire et la respiration rude en avant. En arrière, par toute la région sus-épineuse gauche, les craquements humides étaient nettement accusés. Le côté droit me parut sain. Les quintes de toux fréquentes et convulsives amenaient des crachats épais, jaunes, souvent striés de sang et perdus dans une grande quantité de sécrétion séreuse. Le pire de cette situation était un mouvement fébrile continu avec *sueurs nocturnes profuses* et un anéantissement de corps et d'esprit excessif qui laissait place pourtant à une irritabilité manifeste et des susceptibilités que les plus grands ménagements ne pouvaient pas toujours conjurer. — Je conseillai un régime légèrement tonique, quelques moyens pharmaceutiques, suivant les indications du moment, des promenades en voiture dans la forêt, de l'huile brune de foie de morue. Il fallut bientôt renoncer au vin dans l'alimentation, car la plus petite quantité même du meilleur vieux Bordeaux provoquait un assoupissement contre lequel la malade avait peine à lutter. — Le Dʳ Dutournié, de Bayonne, qui avait soigné Mᵐᵉ de V... durant son séjour dans les Landes, craignit, comme moi, une phthisie galopante. On avait, dans l'entourage de la malade, et sur des avis antérieurs, une tendance à la confiner dans son appartement

et à maintenir autour d'elle une température constante de 18° à 20° cen-
tigrades. — J'insistai pour les promenades de tous les jours en plein
air, afin d'obtenir, au contraire, des alternances d'une minime ampli-
tude, mais suffisante néanmoins pour entretenir une certaine stimula-
tion des organes.— En peu de temps, l'équilibre des fonctions nerveuses
se rétablit; tout ce qu'il y avait d'excessif, d'éréthique, diminua. Il fut
bientôt possible à Mme de V... de s'occuper activement du mariage de
sa fille. Mme de V... se trouvait si bien au mois de mai, qu'elle retourna à
Paris pour y passer l'été. A la date du 4 juin, M. le Dr B..., son frère,
m'écrivait : « J'ai constaté, avec une satisfaction que vous comprendrez
» aisément, l'heureux changement survenu dans l'état général et aussi
» dans l'organe malade, chez ma sœur. Les bruits morbides localisés
» l'an passé au sommet du poumon gauche, sont aujourd'hui dissé-
» minés dans toute l'étendue des poumons, sans *prédominance marquée*
» à la partie supérieure, ce qui en diminue beaucoup la gravité. En un
» mot, ce qui me paraît dominer surtout, en ce moment, c'est la
» bronchite. L'expectoration offre tous les caractères des crachats de
» cette maladie et peu ou pas ceux causés par la fonte purulente des
» tubercules. — Je renais donc à l'espoir d'obtenir un rétablissement à
» peu près complet de sa santé, si ma sœur veut s'astreindre aux pré-
» cautions qui lui sont recommandées par tous ceux qui lui portent
» intérêt. »

L'été se serait bien passé, sans doute, à Paris ou dans les environs,
si quelques affaires importantes et les nombreuses visites que Mme de
V... ne put éviter, n'avaient entretenu une contention d'esprit qui ex-
cédait ses forces. Aussi revint-elle à Arcachon dès le mois d'octobre
1863, bien exténuée. Cependant son état était loin de l'affaissement et
du désordre nerveux de l'année précédente. Vers la fin de l'hiver,
l'embonpoint, qui avait diminué notablement, est rétabli; le teint mat
du visage n'a plus ce fond paille qui annonçait l'état cachectique, ni les
trop vives couleurs d'une période fébrile. Ce qui persiste toujours,
c'est la toux, moins forte cependant, mais provoquée par l'expectoration de matières jaunâtres dans un véhicule séreux. L'auscultation
donne durant tout l'hiver le résultat signalé par le Dr B... : des râles
muqueux dans toutes les bronches, sans localisation caractérisée.

Au mois d'avril 1864, Mme de V... quitte Arcachon et va dans l'Or-
léanais, où elle prend des accès fébriles dont elle ne se débarrasse qu'à
grand'peine.

Depuis lors, l'amélioration ne s'est pas soutenue. Mme de V... a passé
la belle saison, puis la plus grande partie de l'hiver à Paris, sans trop
d'aggravation. Mais vers la fin de février, lorsqu'elle revient à Arcachon, elle a plus de fréquence dans la toux, souvent des stries de sang
dans les crachats, et des mouvements fébriles avec insomnies et sueurs
nocturnes. — Les râles muqueux se rencontrent encore dans tous les

points de la poitrine ; il y a au sommet gauche des râles humides moins gros, plutôt sous-crépitants, très-caractérisés vers l'épine scapulaire et mêlés au souffle tubaire. L'aspect cachectique du visage a reparu. Mme de V... ne se trouve plus aussi bien à Arcachon. Après un mois de séjour, elle retourne à Paris, où je l'ai revue trois mois après dans un état de fatigue extrême.

11° Mme de V... avait succédé, dans son habitation, à un Irlandais qui était, lui aussi, d'un tempérament très-nerveux, et avait ressenti les effets sédatifs de la forêt pendant son hivernage à Arcachon (1861-62). — M. R..., âgé de 30 ans, grand, maigre, d'un blond ardent, de constitution assez frêle, était une véritable sensitive par la délicatesse nerveuse de son tempérament. Habitué à une opulente oisiveté, il n'avait pas lutté par l'activité musculaire contre cette tendance de la nature, et la maladie de poitrine pour laquelle il parcourait le midi de la France, augmenta bien vite cette extrême excitabilité. Les spasmes, les palpitations de cœur, les syncopes même se montraient fréquemment à propos d'une émotion ou d'une légère fatigue. L'appétit faisait défaut presque toujours ; il avait souvent des diarrhées séreuses, opiniâtres, des sueurs nocturnes profuses. M. R... avait séjourné successivement à Nice, Menton, Pau, depuis cinq ans que durait sa maladie. Le climat de la Provence irritait son système nerveux d'une façon intolérable. A Pau, il perdait plus que jamais l'appétit, et c'est là surtout qu'il devint sujet aux spasmes, aux syncopes, à une dépression générale qui l'anéantissait.

Quand il arriva à Arcachon (novembre 1861), le poumon gauche était pris au sommet. On entendait des craquements humides par l'application de l'oreille sous la clavicule, dans une étendue restreinte ; un peu de rudesse respiratoire dans toute la moitié supérieure du même poumon, et rien d'anormal à droite. Les hémoptysies avaient été fréquentes, mais légères ; l'expectoration du matin, épaisse, muco-purulente, ne se reproduisait presque jamais dans la journée.

Plusieurs fois M. R... essaya de promener sur la plage, en choisissant les plus douces journées et le plus grand calme de l'air ; mais il y renonça tout à fait, parce que ces tentatives amenaient constamment des spasmes nerveux, des syncopes et même des filets de sang dans les crachats. L'appétit revint au contraire, et les diarrhées cessèrent par l'usage des préparations résineuses, par le lait d'ânesse et la résidence dans la forêt. M. R... fit de longues courses à cheval sans sortir du bois, et finalement se trouva très-amélioré quant à l'état général, lorsqu'il partit d'Arcachon, en mai 1862, pour se rendre dans les Pyrénées. Son entourage ne s'accommodait pas aussi bien que lui de la monotonie du séjour. — Il faut dire qu'à cette époque, Arcachon était loin d'offrir des ressources suffisantes ; — aussi, malgré le désir du malade, ne l'avons-nous pas revu l'hiver suivant. — J'ai grand regret d'avoir perdu ses traces. Après ce que je savais des influences des divers climats sur cette *sensible balance*, j'aurais attaché le plus grand prix à tous les détails qui me seraient revenus de ses résidences ultérieures.

12° M. F..., Irlandais, adonné aux plaisirs opulents, à la chasse, aux voyages, est maigre, châtain, coloré; d'un tempérament nerveux-lymphatique, mais d'une bonne constitution. Marié en 1860, à l'âge de 31 ans, il a ressenti depuis cette époque des douleurs vagues dans la poitrine, de l'affaiblissement, de fréquentes anorexies, de la toux et des bronchites continuelles pendant l'hiver. Il passa à Arcachon le printemps de 1861 et se trouva bien. Au mois de juillet, il alla à Pau dans l'intention de s'y fixer pour longtemps. Mais ce séjour ne lui fut pas favorable : l'appétit diminua, et la force générale se mit à décroître rapidement; la toux fut plus tenace et suivie d'une plus abondante expectoration. En décembre, il revint à Arcachon et se logea dans la forêt. Je fus appelé alors pour la première fois à examiner la poitrine du malade, et je trouvai : à droite, matité dans toute la moitié supérieure; obscurité du bruit respiratoire; râles muqueux disséminés, et craquements nombreux sous la clavicule; à gauche, quelques râles muqueux rares, et bonne perméabilité des tissus; — inappétence extrême, légère diarrhée, amaigrissement, grande faiblesse et découragement, mais avec une certaine énergie morale et une irritabilité assez marquée. — Je fis prendre quelques soins hygiéniques et recommandai expressément les promenades en voiture dans la forêt. — Un peu plus tard et dès que l'appétit fut rétabli, je fis prendre de l'huile brune de foie de morue, du lichen, etc... — Dans le mois de mars, je remplaçai le gilet de flanelle par de fortes frictions d'eau de mer froide tous les matins, et nous arrivâmes ainsi à une amélioration très-marquée dans l'état général. Lorsqu'il quitta Arcachon, à la fin de mai dernier, l'état local était-il amélioré aussi? Je n'oserais le dire : l'auscultation donnait à peu près le même résultat; l'expectoration, rare pendant la journée, existait toujours le matin épaisse et nummulaire. C'est une observation incomplète. Il est cependant permis d'espérer que l'amélioration de l'état général est un indice favorable des tendances de l'organisme, et c'est ainsi que nous voyons, dans tous les cas de guérison des maladies chroniques, la vitalité fonctionnelle se régulariser avant que l'organe malade ait subi une transformation apparente.

Comme le tempérament de M. F... était entaché de lymphatisme, je pensai qu'une trop longue influence de l'atmosphère sédative de la forêt serait mauvaise. Dès que l'état nerveux fut calmé, que l'appétit fut revenu et que l'hiver fut passé, je l'engageai à habiter la plage. Il s'en trouva fort bien. — C'est en suivant, sans doute, la même pensée que M. Trousseau conseilla les Eaux-Bonnes, et M. Churchill l'hypophosphite de soude. M. F... prit l'hypophosphite pendant les derniers mois de 1863, et m'écrivit alors que ses forces continuaient à augmenter. J'ai le regret de n'avoir pas pu me procurer des renseignements ultérieurs.

13° M. C... avait 35 ans lorsque son médecin, M. Burguet, l'envoya pour la première fois à Arcachon (juin 1861). D'un tempérament bilioso-nerveux très-prononcé, M. C... s'étudie avec un soin intelligent, et il pense que des hémoptysies fréquentes et abondantes, une toux continuelle avec expectoration épaisse, l'amaigrissement progressif, sont de mauvais présages. Néanmoins, il a une volonté forte, trempée dans les lointains et périlleux voyages de l'Océanie. Convaincu de la fatalité de sa maladie qui date de trois ans déjà, il veut lutter jusqu'au dernier moment. — J'ai assisté, peu de jours après son installation à Arcachon, à une hémoptysie qui ne céda que lentement aux diverses préparations ordinaires : au perchlorure de fer, au tannin, à la digitale, etc... Ce fut une rude secousse, et je ne crois pas qu'il en ait eu de semblables depuis lors. — Cette crise terminée, j'examinai la poitrine avec soin, et je constatai du côté droit peu d'élasticité, une moindre perméabilité du parenchyme et quelques râles muqueux dans la région sous-épineuse. A gauche, le poumon fonctionnait assez bien, et il y avait quelques gros râles dans les bronches. — Les crachats étaient muqueux, parfois purulents et mêlés souvent de stries sanguines, en dehors même des hémoptysies. — La taille de M. C... est petite, trapue ; les épaules sont hautes et un peu portées en avant, ce qui donne à la région pectorale l'aspect concave, et au dos l'aspect voûté. Il n'y a jamais ni sueurs, ni diarrhées, et l'appétit est bon. Revenu en 1862 à Arcachon, puis en 1863 et 1864, il s'est toujours trouvé fort bien de son séjour. Sa santé s'améliore progressivement.

Il y a chez M. C... une prédominance nerveuse dans le tempérament et une tendance aux spasmes asthmatiques. C'est à l'égard de cet élément morbide surtout qu'il a toujours trouvé une sédation bienfaisante dans la forêt d'Arcachon. En 1865, il s'est trouvé assez fort pour entreprendre un nouveau voyage en Australie.

14° Mme B..., de Paris, est nerveuse au suprême degré, petite, frêle, très-impressionnable, sans cesse agitée entre un mari excellent, mais hypochondriaque, et un enfant très-pétulant. Elle a les cheveux tout à fait gris et elle n'a que 30 ans lorsqu'elle vient à Arcachon pour la première fois (1862). On l'a envoyée précédemment aux Eaux-Bonnes, à Cauterets, au Mont-Dore. Les eaux sulfureuses lui ont toujours mal réussi, et le séjour dans les montagnes l'oppresse péniblement. L'air de la mer, sur les bords de l'Océan, ne lui a pas mieux convenu, tandis qu'elle le supporte assez bien sur les bords du bassin.

Cependant, c'est dans la forêt qu'elle respire à pleins poumons, qu'elle reprend de l'appétit, des forces, un meilleur équilibre des nerfs, et que sa toux diminue beaucoup. Or, Mme B... est malade depuis six ou sept ans de la poitrine, et la phthisie a déjà fait des victimes dans sa famille. Son état habituel est d'avoir une petite toux sèche, de la diarrhée, des crachats sanguinolents, de l'aménorrhée, et parfois un peu de fièvre le soir. Il y a amaigrissement notable, inappétence, et rudesse de la respiration, particulièrement sous la clavicule droite. — Je conseille le perchlorure de fer en même temps que les fréquentes promenades sous les pins. — Un nouveau séjour à Arcachon en 1863 procure une nouvelle amélioration, et, en somme, la maladie reste stationnaire, imminente, et finira peut-être par disparaître après avoir longtemps encore menacé cette frêle existence.

§ III. — *Décès après amélioration.*

15° M. le capitaine du génie D..., originaire de la Touraine, âgé de 35 ans environ, célibataire, d'un tempérament nerveux, d'un teint bistré, d'une constitution assez forte quoique maigre, vint à Arcachon en mai 1854. Il présentait tous les phénomènes mobiles de la névropathie générale dans sa forme la plus variée, et il n'est pas d'instrument météorométrique d'une sensibilité plus grande. La moindre humidité dans l'air, un léger et subit refroidissement, le contact de sa chaussure avec le sable mouillé, la brise de mer, presque rien suffisait pour le jeter dans une angoisse extrême de la respiration, ou pour faire naître immédiatement soit des vertiges, soit des névralgies, ou bien pour rendre paralysé pendant quelque instants, et tout à fait insensible, tantôt un membre, tantôt un côté du corps. Il avait, sous la même forme de crises subites, des hémoptysies légères une fois tous les mois ou tous les deux mois, irrégulièrement. De loin en loin, survenaient des accès de toux sèche, férine. On peut dire qu'il n'était à l'abri d'accidents morbides que lorsque l'atmosphère avait une haute pression, que l'air était à peu près sec, pas trop chaud, égal et sans vent, toutes choses fort difficiles à réunir et à conserver longtemps. La nuit il dormait peu et éprouvait des pertes involontaires qui le tourmentaient beaucoup. Toutes les fonctions, d'ailleurs, semblaient obéir à des impressions capricieuses : diarrhée ou constipation, sans cause appréciable, appétit excessif ou inappétence, organes des sens troublés, inertes ou exaltés. L'intelligence a toujours paru se dégager nette et énergique de ce naufrage des autres fonctions. Le malade était le premier comme le plus habile observateur de tous ces phénomènes, qu'il ne cessait de soumettre à l'épreuve de l'*x*... Mais, malgré son ardeur à rechercher les théories et à mettre en pratique tout ce qu'il considérait comme un remède *logique*, tel, par exemple, que la viande crue, le sang de poulet chaud, la bouillie de chocolat au poisson frais ; et, dans un autre ordre de préoccupations, les bottes en zinc à double fond, les conducteurs métalliques propres à écouler constamment l'électricité qu'il supposait accumulée dans ses organes....; malgré son vaste chapeau de planteur, ses vêtements blancs et épais qu'il ne quittait en aucune saison ; malgré d'autres excentricités qui le faisaient prendre pour un fou, sa tête était fort bonne ; il ne péchait que par tout le reste. — Ce fut un grave problème pour moi de savoir s'il y avait quelque lésion organique cachée sous ces innombrables manifestations morbides. J'inclinai longtemps à penser que la maladie était une névrose, ou peut-être même une chlorose sans autre localisation. — L'hérédité ne fournissait aucune donnée : le père, officier de la vieille armée, était mort très-âgé ; la mère, âgée elle-même et de bonne santé, était à Arcachon auprès de son fils. Cependant, parmi les aïeux, on assurait que quelques-uns avaient été sujets à des accès de goutte. M. D... faisait remonter la cause de sa maladie à son séjour à Lille pendant un temps assez long de l'année précédente. Comme officier du génie, il eut à travailler sur les fossés de cette ville, et fut plusieurs fois obligé de reculer devant l'humidité qu'ils exhalaient. Dès lors survinrent plusieurs accès de fièvre, des bronchites, des hémoptysies ; puis des paralysies partielles, et, enfin, l'état complexe qu'il présenta en arrivant à Arcachon.

Je l'auscultai fréquemment sans rien entendre que quelques sifflements erratiques pendant ses angoisses de poitrine ; rien au repos. Le cœur, très-fatigué pendant les crises de palpitation, était normal dans l'intervalle. — M. le Dr Oré, qui avait vu le malade deux ou trois fois à Bordeaux, ne trouva rien non plus par l'exploration directe.

Tout alla assez bien, et en s'améliorant, du mois de mai 1854 au mois de janvier 1856. — Les phénomènes paralytiques, les plus pénibles de tous, avaient perdu beaucoup de leur fréquence et de leur durée, à la condition toutefois d'éviter le rivage du bassin. Hors de la forêt, le malade avait immédiatement une crise ou de paralysie ou d'hémoptysie: La sédation sur le système nerveux s'opérait incontestablement ; mais, vers le milieu de l'hiver 1856, la poitrine parut affectée. Une toux plus fréquente, moins sèche, commença à se montrer. L'air pénétrait moins facilement les cellules pulmonaires. Les deux sommets sous-claviculaires, moins élastiques à la percussion, présentèrent des craquements humides bientôt généralisés dans les deux poumons, mais d'une manière plus rapide et plus étendue à droite. Sous la pointe scapulaire droite, j'entendis, pendant les deux derniers mois, le souffle caverneux et parfois amphorique avec gargouillement. L'expectoration purulente, souvent colorée de sang, devint abondante. Il ne fut plus possible de méconnaître la fonte tuberculeuse. Elle marcha avec une extrême rapidité, et se termina par la mort au mois de mai 1856.

Telle est l'histoire rapide du premier malade que j'ai suivi attentivement, dans la pensée d'étudier l'influence du climat d'Arcachon sur les affections chroniques. Début peu encourageant si l'on regarde l'issue, mais qui m'enseignait déjà que l'atmosphère de la forêt convient mieux que celle de la plage contre les éléments nerveux, et j'en pris note.

16° Au mois de février dernier, je recevais de M. le Dʳ E. Lee, très-connu par ses travaux de climatologie médicale, une lettre où il me disait : « ..... Je suis désireux d'avoir quelques détails relatifs à Arca-
» chon, qui, d'après ce que j'ai entendu dire, me paraît destiné à
» devenir une station hivernale du premier ordre. Parmi d'autres,
» M. A..., un poitrinaire que j'avais soigné, il y a quelques années, à
» Nice, et que je ne croyais pas *pouvoir vivre si longtemps,* m'en a
» beaucoup parlé, attribuant l'amélioration qu'avait éprouvée sa santé à
» son séjour à Arcachon. »

M. A..., âgé de 34 ans, marié et père de famille, d'une bonne constitution et d'un tempérament lymphatique-nerveux très-irritable, très-impressionnable aux influences atmosphériques, quittait pour la troisième fois l'Angleterre et ses fonctions à la Trésorerie de Londres, au mois de mai 1860, pour gagner le midi de la France. Mais il était résolu à ne plus aller à Nice ni à Menton, où il avait beaucoup souffert de l'âpreté de l'air pendant les deux hivers précédents. On lui parla de Pau et d'Arcachon ; il se décida pour cette dernière station, après les avoir visitées l'une et l'autre, en ne consultant toutefois que son instinct de malade. A ma première visite, je trouvai de la matité sous les clavicules et des craquements humides sous la clavicule droite ; un peu de fièvre, de l'anhélation, des arborisations rouges de la face indiquant une gêne profonde de l'hématose, une grande faiblesse musculaire et de l'amaigrissement ; les doigts en massue. L'expectoration était nummulaire, épaisse, adhérente le matin, moins dense et plus abondante pendant le jour ; il y avait des sueurs nocturnes, et surtout une grande irritabilité nerveuse. On m'apprit que la maladie datait de trois ans ; qu'elle ne pouvait reconnaître aucune cause héréditaire ; qu'il y avait eu plusieurs hémoptysies ; que le climat d'Angleterre était funeste ; que la Provence n'avait pas été favorable. — Je conseillai l'usage de l'huile brune de foie de morue, les promenades dans la forêt. M. A... avait les caractères marqués du lymphatisme, aussi bien que de l'état nerveux. C'est ce qui me décida à utiliser notre double atmosphère maritime et résineuse, en faisant prendre un logement rapproché de la plage du bassin.

L'excitation nerveuse s'apaisa progressivement, et le malade, qui aimait la mer et le mouvement, put en profiter de plus en plus, en ayant toujours soin toutefois de fuir dans la forêt dès que la brise se faisait sentir. — Lorsqu'il dut partir pour Londres, au mois de mai, il avait passé tout l'hiver sans hémoptysies, et toussait beaucoup moins. L'ensemble de l'organisme avait repris de la force ; un peu d'embonpoint était revenu ; le sommet gauche était parfaitement perméable, et les craquements de la région sous-claviculaire droite étaient remplacés par un souffle caverneux avec très-peu de bulles humides.

C'était une amélioration dont M. A... se montrait fort satisfait.

Il revint au mois de novembre, désolé d'avoir quitté le midi de la France. Car son séjour en Angleterre n'avait été qu'une longue suite d'incidents fâcheux : hémoptysies répétées, bronchites congestives, fièvres, sueurs, etc. Je trouvai, en effet, le côté gauche engoué comme la première fois, le sommet droit en plein gargouillement, et un grand amaigrissement.

Le second hiver passé à Arcachon amena une amélioration aussi importante que la première. Mais, quelques raisons d'intérêt privé et le sentiment de son bien-être aidant, M. A. voulut quitter de nouveau Arcachon à la fin de mai. Cette fois, il n'osa pas aller à Londres, et se décida pour Wiesbaden. Wiesbaden, d'ailleurs, est un rendez-vous de malades. Tout souriait au départ. Mais Londres ne lui avait pas été plus funeste. Les bronchites aiguës et fébriles, les hémoptysies, suivies de lentes convalescences, les sueurs nocturnes, le mirent dans un état de faiblesse, d'amaigrissement, de fièvre hectique qui ne devait plus pardonner. Rentré péniblement à Arcachon à la fin d'octobre, il était méconnaissable. Il se mit au lit, et garda une bronchite congestive aiguë pendant près d'un mois. Alors reparurent les hémoptysies, la fièvre, les ravages profonds des deux poumons, et il mourut le 25 février 1863 sans avoir pu faire une seule promenade dans la forêt.

17° M. Del P...., âgé de 17 ans, né à Madrid, d'un père fort âgé et d'une mère qui ne tarda pas à mourir phthisique, vint à Arcachon dans les premiers jours d'avril 1863. De Madrid il était allé dans un collége de Paris, puis dans la maison des jésuites à Bruxelles : c'est là qu'il fut pris rapidement de fièvre, de toux et d'hémoptysies, quelques mois avant d'être envoyé dans le midi. L'affection avait fait pendant ce temps de si grands ravages, que M. Bermond, auquel fut confiée la direction de ce malade, ne jugea pas prudent de permettre le retour en Espagne, et qu'on se décida pour Arcachon. Ce court trajet ne se fit pas sans peine. — Le jeune Del P.... était de constitution très-frêle, pâle et grêle, à poitrine étroite et à peau fine ; d'un tempérament lymphatique-nerveux ; d'une intelligence précoce et d'un caractère très-irritable. J'appris qu'il avait une sœur rachitique, et j'ai vu son frère aîné, qui n'est pas malade, bien qu'il soit d'une complexion délicate. — Le voyage de Bruxelles à Bordeaux avait été très-pénible : car une diarrhée abondante et persistante, des fièvres nocturnes, l'expectoration épaisse et l'inappétence étaient le tourment du malade et la cause d'un extrême affaiblissement. Quelques jours de repos à Bordeaux et une médication active avaient modifié cet état, qui disparut tout à fait à Arcachon. Ce fut une première satisfaction pour cet intéressant malade et la source de l'espérance qui ne l'abandonna plus jusqu'au terme de la vie. Mais le désordre organique était déjà trop étendu pour laisser une illusion quelconque aux médecins. Tout ce que l'on pouvait obtenir, on l'a obtenu, je crois : une prolongation de la vie pendant quelques mois, et la suppression de mille petites douleurs provoquées habituellement par les intempéries. Tout le côté gauche était criblé de points ramollis ; le sommet sous-claviculaire donnait un gargouillement étendu, et bientôt une grande caverne occupa toute la partie supérieure de ce poumon. Le début de la maladie avait été marqué par de fréquentes hémoptysies qui se renouvelèrent plusieurs fois par la suite sans être jamais abondantes. Parmi les incidents intéressants de la maladie, il faut mentionner une douleur sciatique qui dura plusieurs jours, au grand détriment des forces générales, puis un abcès anal suivi de fistule qui ne cessa plus de fournir du pus. — Vers le mois de novembre, l'irritabilité nerveuse fut tellement surexcitée à la suite de la névralgie sciatique, que la fièvre s'alluma tous les soirs et que le malade fut au plus mal. M. Bermond et M. le Dr Rougier, qui me remplaçait alors, décidèrent le transport dans la forêt. Dans ce milieu plus sédatif la crise fut calmée, et le malade déclina dès lors lentement sans autre incident remarquable jusqu'à sa mort.

Les moyens employés durant tout le séjour à Arcachon avaient été : l'huile de foie de morue, les préparations opiacées, l'eau de pin, les frictions énergiques et fréquentes du thorax avec l'huile de croton-tiglium ; un grand nombre de moyens auxiliaires, comme l'on pense, dirigés contre chaque symptôme ; enfin, les promenades en voiture dans la forêt tant que l'état des forces le permit. — La mort survint à la fin de février 1864.

18° M. D...., Irlandais, âgé de 16 ans, est très-grêle, grand, blond, d'un tempérament lymphatique-nerveux. Sa croissance s'est faite rapidement pendant qu'il se livrait avec ardeur à l'étude. C'est dans ces conditions qu'une disposition héréditaire à la phthisie a dégénéré en maladie caractérisée. Nous sommes en décembre 1862. Les premiers symptômes : toux, amaigrissement, oppression, palpitations, datent d'un an environ. La région sous-claviculaire droite est peu sonore, peu élastique à la percussion ; le bruit vésiculaire est obscur ; c'est à peine si quelques points sont ramollis. Il y a peu d'expectoration, et la toux, assez fréquente, quinteuse, est sèche, quelquefois suivie de légères hémoptysies ; le pouls est à 80 pulsations habituellement et s'accélère encore le soir. Pas de sueurs nocturnes ; appétit conservé.— Ce malade présente un fond de lymphatisme et d'aménie dont je tiens compte. Je conseille donc : l'huile brune de foie de morue, deux à trois fois par jour ; quelques bains de mer tempérés ; les promenades à pied ou à cheval dans la forêt, même sur la plage toutes les fois que le vent n'est pas intense ; enfin la suppression de la flanelle sur la peau, qui est une cause nouvelle d'étiolement et que je fais remplacer par des frictions d'eau de mer froide sur le torse, tous les matins.— Le malade se trouva promptement amélioré : les forces générales augmentèrent ; la toux cessa d'être quinteuse et fut réduite beaucoup dans sa fréquence. Tout l'hiver se passa bien, et le malade rentra en Irlande, dès la fin de mai 1864, avec la satisfaction d'être beaucoup mieux. — Les choses se passèrent d'une façon tout inverse l'hiver suivant : M. D...., comptant sur ses forces, reprit ses études, persista à rester en Irlande, devint de plus en plus malade dans ce climat froid et humide, et succomba après trois mois de cette terrible recrudescence.

Nous avons vu Mme G... séjourner deux années à Arcachon et se trouver si bien améliorée qu'elle crut pouvoir se fixer définitivement en Irlande ; mais nous l'avons vue revenir, après une année de cette infructueuse tentative, et s'améliorer de nouveau, pendant le dernier hiver. Est-ce trop oser d'appliquer à M. D.... les conséquences qui découlent d'une semblable observation, et de dire que le climat d'Irlande lui a été funeste ?

19º—20º Les demoiselles O'K...., Irlandaises, sur le bruit de la guérison de M. E...., leur compatriote, ont passé une année (1860-61) dans la forêt d'Arcachon. C'étaient deux sœurs presque du même âge (24 et 22 ans), mais d'une nature si opposée, qu'elles ont été, à elles seules, un grand enseignement au point de vue de la forêt. Confiées à une sœur aînée douée d'une excellente santé et d'un très-fort tempérament, elles avaient passé l'année précédente à Pau, où Mlle Z...., la plus jeune, se trouvait bien, mais où Mlle X.... voyait augmenter rapidement son mal. — Les deux sœurs cependant avaient une même maladie de poitrine héréditaire qui avait déjà emporté la mère, un frère et deux oncles. Les différences individuelles pouvaient seules expliquer la diversité si marquée des influences d'un même climat. L'une était, en effet, d'un tempérament essentiellement nerveux, impressionnable, maigre, colorée, vive, mobile ; l'autre froide, calme, indolente, d'un teint mat et comme bouffi, très-lymphatique et torpide, portant des stigmates scrofuleux. On ne peut pas penser à deux natures de jeunes filles plus différentes. La première, Mlle X...., trouva plus de bien-être dans la forêt, que dans l'atmosphère de Pau et qu'aux Eaux-Bonnes. Ses nerfs se détendirent, les hémoptysies et la fièvre disparurent ; la toux longtemps quinteuse devint plus régulière. Elle fut atteinte quelquefois encore, en juillet et août, de crises névralgiques de la face et de la région cardiaque, de palpitations violentes amenant des spasmes et la syncope. Mais bientôt le sentiment d'une amélioration progressive lui donna quelque confiance dans l'avenir. Néanmoins les deux sommets présentaient des craquements humides du plus mauvais augure. — Mlle Z...., qui s'était bien trouvée d'un hiver à Pau et d'une saison aux Eaux-Bonnes, devint à Arcachon plus morne, plus indolente que jamais. J'examinai la poitrine : les deux sommets offraient de la matité, de la rudesse dans l'inspiration et une expiration très-prolongée ; quelques râles sous-crépitants disséminés, très-nombreux vers les parties supérieures et rares dans le reste des poumons. Mlle Z.... toussait fré- quemment et crachait peu. Je lui conseillai, pour secouer cette torpeur dont elle avait parfaitement conscience, de se promener sur la plage, d'aller en bateau, d'affronter le vent marin. Mais l'hiver était venu, et d'ailleurs sa sœur ne pouvait pas quitter la forêt. Les excuses ne man- quèrent pas pour éluder mon conseil. La déflagration tuberculeuse fut bientôt générale, et le ramollissement se propagea avec une extrême rapidité ; les râles se multiplièrent dans les deux côtés, et des bruits caverneux se manifestèrent aux sommets, L'expectoration d'un muco- pus épais, non aéré, adhérent et sanieux, sans être abondante aug- menta néanmoins. Il y eut fièvre nocturne et peu de mouvement fébrile. Le retour à Pau, motivé sur les dangers du climat d'Arcachon pour Mlle Z..., ne put pas, cette fois, conjurer le mal ; elle y mourut bientôt. Mlle X... quitta Pau qui ne pouvait plus lui convenir, puis la France elle-même. Ce fut un grand tort de ne pas la ramener à Arcachon, qui lui offrait, j'ose le dire, le climat le mieux approprié à son état. J'ai appris qu'elle était morte plus tard en Irlande. — Aucun exemple n'é- tait plus propre à me confirmer dans cette idée, que le séjour dans la forêt résineuse est essentiellement *sédatif du système nerveux* ; propre, par conséquent, à la cure des maladies de poitrine qui offrent la forme éréthique, et contraire à celles qui affectent la forme opposée.

§ IV. — *Décès sans période d'amélioration.*

21° Je dois citer d'abord un bien regretté confrère, un ami que la jeune génération des médecins de Bordeaux a connu et aimé, M. B..., interne à l'hôpital Saint-André, en 1861, lorsque l'épuisement causé par les progrès de son mal de poitrine l'obligea à interrompre ses études. M. B... était grand, fort et d'un tempérament lymphatique ; il avait l'œil noir et le teint mat. Dès le collége, il sentit déjà les atteintes de l'affection qui s'est localisée dans les poumons. Il avait eu plusieurs fois des hémoptysies. Sur le conseil de M. Mabit, il vint à Arcachon en juin 1861 ; à ce moment on constatait l'existence du râle caverneux dans la moitié supérieure du poumon gauche. Il y avait une toux fréquente

avec expectoration purulente et de fréquentes hémoptysies ; parfois de
la fièvre, de la diarrhée, des sueurs nocturnes. L'apparence extérieure
n'était pas meilleure : extrême amaigrissement, œil cave, doigts épâtés
et faiblesse progressive. Cependant l'énergie morale soutenait le malade,
et, pour donner le change, il s'imposait des fatigues au-dessus de ses
forces réelles. Néanmoins il fit peu de promenades dans la forêt, et fut
presque constamment confiné dans son châlet. L'huile de foie de morue,
le lait de chèvre nourrie au son salé, les cautères et les vésicatoires répétés sur le côté malade où des points pleurétiques aigus se montraient
souvent, rien ne put arrêter un instant les ravages continus de la maladie. Notre pauvre ami quitta Arcachon en novembre, plus malade
qu'à son arrivée, et il succomba à Bordeaux le mois de mai suivant.

22° Encore un confrère, M. G..., âgé de 32 ans, marié, doué d'une
constitution robuste, mais lymphatique; petit, trapu, blond ; natif de
l'Alsace. Il s'était toujours livré ardemment à l'étude. On remarquait
depuis deux ou trois ans que son teint était moins bon, sa corpulence
amoindrie, son irritabilité de plus en plus prompte; il toussait souvent
et avait des défaillances dans la voix. Enfin, ces phénomènes prirent
une telle précision, qu'il fallut se résigner à employer les moyens
pharmaceutiques, puis à quitter Paris. M. G... vint à Arcachon au
mois de juillet 1862, dans la pensée de poursuivre bientôt son chemin
et d'aller faire une cure d'eaux minérales des Pyrénées. Le larynx était
le foyer principal de la maladie. Cependant il y avait des craquements
humides dans tout le sommet droit, et des râles muqueux disséminés
dans les deux poumons ; extinction de la voix à peu près complète, expectoration muco-purulente et sanguinolente, pharynx très-rouge,
fièvre tous les soirs, soif et inappétence, sueurs nocturnes profuses, diarrhée. Telle était la situation de M. G... dès son arrivée. Il fut possible,
à l'aide de l'huile brune de foie de morue et du perchlorure de fer à
l'intérieur, de fumigations émollientes, puis progressivement térében-
thinées, dans le pharynx, de modérer l'inflammation locale, d'apaiser
l'excès de surexcitation nerveuse, de diminuer les sueurs, la diarrhée.
Le malade, se croyant mieux, demandait à partir pour les Pyrénées ;
mais l'affaiblissement progressait tous les jours, la cachexie envahis-
sait de plus en plus l'organisme, et il mourut dans une agonie délirante
de plusieurs jours, le 15 août.

23° M. R..., de Bordeaux, âgé de 32 ans, est d'un tempérament
lymphatique et d'une constitution assez forte, mais usée par l'abus des
plaisirs. Quant à l'hérédité; son père était goutteux et a succombé depuis peu à une apoplexie cérébrale. M. R... vient s'établir dans l'une
des villas de la Compagnie du Midi, en pleine forêt, au mois de mai
1863. Il est malade depuis quatre ans, et présente une infiltration de

tout le tissu cellulaire. Il est pâle, décoloré, bouffi ; il tousse beaucoup, il crache des matières muqueuses abondantes avec quelques noyaux purulents et des stries de sang ; il vomit presque tous les jours, tantôt les aliments avec de la bile verte, tantôt la bile seule ; il a une diarrhée verte fort tenace, et se plaint de douleurs dans tout le côté droit. Pas d'ictère, mais seulement un teint paillé, cachectique. L'état du pouls est remarquable ; toujours entre 40 et 50 pulsations ; lorsqu'il s'élève à 60, le malade accuse un malaise fébrile. L'exploration directe permet de distinguer des râles humides sous-crépitants dans presque tout le côté droit et des gargouillements vers le sommet. Le côté gauche paraît sain. La région du foie est tuméfiée et douloureuse à la pression ; la percussion accuse une matité étendue ; l'organe est hypertrophié et occupe tout l'hypochondre droit. Les bourses sont infiltrées au point de gêner la miction. Il y a du liquide dans le péritoine. L'oppression est grande, et le malade répugne à se lever tout à fait ou à rester couché. Les urines sont limpides, sans albumine. Parfois une extrême oppression se manifeste, et la poitrine présente tous les signes de l'emphysème. Dans ces moments, la sérosité semble se déplacer, quitter les parties inférieures pour gagner la face et le thorax. Eau de Vichy, potion de Rivière, larges frictions de teinture d'iode sur la région hépatique, thé, vin, café, frictions aromatiques, rien ne peut vaincre l'inertie organique. Diurétiques, mouchetures qui laissent écouler abondamment la sérosité. — Après quelques mois, le malade rentre à Bordeaux et ne tarde pas à succomber. — M. R... n'a retiré aucun bénéfice de son séjour à Arcachon ; et, à vrai dire, si l'on n'avait pas choisi cette résidence comme une retraite calme, dans une maladie aussi longue, ce n'est pas dans la forêt qu'il aurait fallu l'envoyer. La sédation exercée sur l'innervation ne pouvait qu'aggraver cette inertie première. L'hiver précédent passé à Nice avait été favorable à M. R... ; il n'aurait pas dû quitter cette station tout à fait appropriée à son état. — Pour le dire en passant, je n'ai jamais vu qu'Arcachon convînt aux personnes affectées d'engorgement du foie. Lorsque cette complication s'est montrée dans le cours des affections pulmonaires, j'ai remarqué plutôt une aggravation qu'une atténuation dans la marche de la maladie, par la résidence dans la forêt.

24° M. M..., Écossais, âgé de 28 ans, blond, d'un tempérament lymphatique, mou, d'une frêle constitution, et issu d'une famille essentiellement tuberculeuse, avait commencé, depuis deux ans, à tousser, maigrir, pâlir, et perdre graduellement les forces, lorsqu'il vint à Arcachon au mois de mars 1862. Le mal avait fait de tels ravages, qu'il n'était plus possible d'espérer une amélioration, même dans un climat plus stimulant et mieux approprié à la nature de ce malade. Déjà tout le sommet droit était envahi par le râle caverneux, et le côté gauche présentait des craquements humides. L'expectoration purulente, fréquemment striée de sang, abondait dès que le malade prenait le décubitus horizontal ; la région du foie, tuméfiée et douloureuse, me fit penser que cet organe était aussi envahi par les tubercules ; la diarrhée ne put pas être arrêtée ; les sueurs nocturnes profuses diminuèrent à peine par l'emploi de la phellandrie aquatique. C'est à peine si le malade avait pu supporter le long voyage d'Écosse à Arcachon. Après plusieurs jours de repos et de soins, il lui fut possible de promener quelques instants dans la forêt. Mais bientôt la fièvre s'alluma avec intensité, la région hépatique devint le siége d'une grande douleur, un peu d'ictère se manifesta, et M. M... succomba après deux mois de séjour dans la forêt.

On ne peut tirer que des inductions superficielles d'un fait semblable, car il est bien évident que l'organisme était vaincu sans rémission possible lorsque le malade arriva à Arcachon. Mais cependant, s'il m'était permis de me prononcer, je dirais qu'il y avait, pour lui, erreur de destination, l'atmosphère résineuse ne pouvant que déprimer de plus en plus les *forces radicales déjà originairement insuffisantes.*

Je classe dans la même catégorie le fait suivant :

25º M. S..., 22 ans, grand, blond, osseux, aux chairs blêmes et flasques ; constitution en apparence forte, à cause de l'ossature très-développée, mais sans réaction tonique, et d'un tempérament très-lymphatique, était, comme le précédent, riche propriétaire dans une contrée froide et humide de l'Irlande. Il se livrait à la chasse, mais, depuis deux ans, avait dû y renoncer, parce que ses forces l'abandonnaient. L'hérédité tuberculeuse était dans la famille. Au mois d'août 1862, quand il arriva à Arcachon, je constatai : une grande caverne du sommet droit, rendue sensible à l'extérieur par une dépression notable et par le souffle amphorique perçu sous l'aisselle droite ; au sommet gauche et en avant, respiration rude ; enfin, très-peu d'expansion vésiculaire dans la totalité des poumons ; hémoptysies fréquentes et peu abondantes ; toux continuelle ; expectoration purulente ; fièvre tous les soirs ; sueurs nocturnes et diarrhée incoërcible. — Impossible au malade de sortir dans le bois plus d'une heure par jour dans les premiers temps, et bientôt impossibilité absolue : car la maladie a suivi une marche graduellement croissante jusqu'à la fin de février. A ce moment, le malade, réunissant toutes ses forces, a voulu mourir au sein de sa famille. Il partit donc pour l'Irlande, et succomba dix jours après son arrivée, « remerciant le ciel, m'écrivait son père, de lui avoir fait cette dernière faveur. »•

26º M. le Dr R...., Polonais, vrai philosophe allemand, versé dans les études spéculatives les plus abstraites, d'un tempérament lymphatique

et d'une bonne constitution, mais épuisé par le travail, était venu de
Posen à Arcachon en moins d'un mois. Il avait pris seulement le temps
de consulter les maîtres de la science à Berlin et à Paris ; aussi arriva-
t-il exténué de fatigue, en mai 1861. — La maladie de poitrine datait
de trois ans environ. Elle était arrivée à une période avancée, avec
complication vers le larynx : extinction de la voix, douleur de la région
hyoïdienne, surtout à la pression ; toux fréquente, pénible ; expectoration de muco-pus sanguinolent ; souvent hémoptysies abondantes ;
sueurs nocturnes, diarrhée ; fréquence du pouls habituelle. J'entendis
des râles sous-crépitants dans plusieurs points circonscrits des deux
poumons en arrière, et des râles à plus grosses bulles sous la clavicule
droite. Maigreur et faiblesse extrêmes. — Après quelques semaines de
repos, pendant lesquelles M. R... prit une cuillerée d'huile brune de
foie de morue matin et soir, du lait d'ânesse en grande quantité, des
viandes blanches et des œufs frais aux repas, de l'eau de Vichy coupée
d'un peu de vin de Bordeaux, du perchlorure de fer à l'intérieur, des
fumigations pharyngiennes de sève de pin, il sentit une certaine amélioration dans l'état général. Mais ce bien-être dura peu, et le sentiment
d'une dépression profonde poussa M. R... à un changement de résidence,
malgré les angoisses que lui donnait la perspective d'un nouveau déplacement. Il partit en août pour la Provence, où il succomba aux ap-
proches de l'hiver.

27° Mᶫᶫᵉ A..., 18 ans, Irlandaise, d'une constitution faible, d'un
tempérament lymphatique, mou et glanduleux, habituée à une vie sé-
dentaire exagérée par la torpeur de sa nature, avait passé le commencement de l'hiver (1860-61) à Malaga, et le quittait parce que l'air lui
paraissait *lourd,* pour essayer d'Arcachon. Arcachon lui parut bientôt
plus lourd encore, si bien qu'elle ne trouvait un peu de vie que sur la
plage, et qu'il fallut lui faire prendre un appartement aussi exposé que
possible aux brises marines. Le sommet de son poumon droit était
encombré par le ramollissement tuberculeux, et la respiration était incomplète dans la généralité de la poitrine. Néanmoins cette maladie
vieille déjà de quatre ans, participait de la lenteur générale des fonctions.
La malade partit pour l'Angleterre au mois de mai, sans avoir retiré de
Malaga ni d'Arcachon le moindre résultat utile.

— Parmi les phthisiques qui sont morts après avoir séjourné à Arcachon, il en est un certain nombre chez lesquels l'action sédative du climat
s'est manifestée dans l'atténuation ou l'aggravation de quelques symptômes. Mais on comprend que je ne puis donner ici que l'impression
générale que j'en ai reçue moi-même, et qu'il serait impossible de déter-
miner, par démonstration descriptive, une action aussi fugace. Je parle
des malades qui sont morts ici ou partis pour mourir bientôt ailleurs,

après un séjour de quelques jours à deux ou trois mois. Le tableau qui termine ce travail suffira à démontrer comment je les ai groupés.

Si j'esquisse les trois observations qui vont suivre, c'est donc moins pour montrer la valeur du climat d'Arcachon que pour compléter la série des formes particulières de phthisies que j'ai eu à traiter depuis quelques années. Il ne serait pas impossible cependant de considérer les deux premières comme témoignant de l'action sédative de la forêt.

28° Au mois de mars 1861, M. le Dr Mabit conseilla à Mme J... de conduire sa fille, âgée de 10 ans, à Arcachon pour chercher dans l'air de la forêt un milieu favorable à l'apaisement de la *toux convulsive* qu'aucun moyen n'avait pu vaincre depuis six mois. Ce médecin éminent n'avait découvert aucun indice de lésion organique dans un point quelconque du corps. Je n'ai pas besoin de dire que je ne fus pas plus heureux dans mes investigations, quelques jours après l'arrivée de la petite malade. Mais j'assistai à un pénible spectacle : enfant frêle, blonde, assez grande pour son âge, très-maigre et d'une extrême nervosité, Mlle J... aboyait convulsivement pendant de longues quintes de toux sèche qui ne laissaient entre elles que de courts intervalles. La fièvre nerveuse était à peu près permanente, et une tristesse invincible était devenue la caractéristique de l'état moral. Pas de vomissements, pas de constipation opiniâtre. — J'auscultai et percutai tous les jours la poitrine, et bientôt je crus reconnaître une moindre résonnance des deux côtés, moins d'élasticité, et de la matité sous les deux clavicules : ces symptômes ne tardèrent pas à se prononcer d'une manière évidente. L'huile de foie de morue ne fut pas supportée. Je fis prendre le lait de chèvre, puis un peu d'eau de Labassère que je dirigeai surtout contre l'élément herpétique plusieurs fois manifesté et qui pouvait être soupçonné de jouer un rôle important dans cette maladie. J'employai aussi les fumigations résineuses et l'eau de pin. Le séjour du côté de la plage était très-pénible, et celui de la forêt, recherché de la malade, lui donnait un bien-être relatif. Le valérianate d'atropine calma d'une manière évidente la toux convulsive et la fièvre. Nous gagnâmes près de deux mois de calme par tous ces moyens réunis, puis la mélancolie revint, la toux reprit un peu de sa forme convulsive, et la fièvre reparut. Néanmoins ce retour fut moins violent que la première invasion et se calma bientôt. Mais les désordres organiques ne furent pas enrayés. Mme J... rentra à Bordeaux à la fin de juillet pour voir M. Mabit et prendre la route des Eaux-Bonnes. A ce moment la forme convulsive se montra de nouveau, et la déflagration tuberculeuse fut telle qu'on jugea inutile de déplacer cette pauvre enfant, qui succomba après quelques semaines de souffrances.

29° Je pourrais citer encore, comme exemple de cette forme de phthisie débutant par une névrose, la maladie d'un jeune homme de 28 ans que M. Rousset m'adressa, au mois de mai 1858, pour essayer du changement d'air, contre une toux férine aboyante qui durait depuis deux mois et se manifestait par accès quotidiens. M. G..., d'un tempérament nerveux et d'une bonne santé jusqu'à cette époque, ne trouvait pas à sa maladie d'autre cause que quelques abus de plaisirs; du reste, ancune hérédité tuberculeuse.

La poitrine, examinée avec soin par M. Rousset et M. Soulé père, n'avait pas donné le secret de cette toux si douloureuse pour le malade et si pénible pour son entourage. Les moyens qui avaient échoué à Bordeaux parurent agir à Arcachon, grâce, sans doute, au milieu sédatif de la forêt résineuse. Nous obtînmes une véritable atténuation des crises ; la toux ne fut bientôt plus qu'une toux ordinaire, sans les violents spasmes du diaphragme et du larynx. L'amaigrissement, qui avait fait constamment des progrès, continua néanmoins, et je ne tardai pas à me convaincre que j'avais sous les yeux une phthisie pulmonaire masquée quelque temps par une névrose. Rentré à Bordeaux après une absence de trois mois, M. G... succomba rapidement. L'affection tuberculeuse avait suivi la marche galopante.

Le fait que je vais rapporter ne porte aucun enseignement sur l'action de la forêt de pin, non plus que sur une indication quelconque. Mais je le relate comme un terrible exemple de *phthisie foudroyante* :

30° M. D..., âgé de 18 ans, brun, maigre, d'un tempérament lymphatique-nerveux et d'assez bonne constitution, appartenait à une famille des plus honorablement connues à Bordeaux et, on peut le dire, des mieux dotées sous le rapport de la santé. Rien ne pouvait donc mettre sur la voie du malheur qui allait si rapidement se dérouler. Le 28 juin 1862, j'allai recevoir à la gare d'Arcachon le malade entouré de sa famille et accompagné par le Dʳ Dupont. On avait hésité à se mettre en voyage, parce que la nuit avait été très-mauvaise, mais le désir exprès du malade commanda le départ. Voyage pénible en effet et suivi d'un fort accès de fièvre. Néanmoins il n'y avait pas un moment à perdre, et nous auscultâmes la poitrine. Je fus frappé de l'étendue du foyer de suppuration qui occupait, à l'état de gargouillement, toute la moitié supérieure du poumon droit. M. Dupont fut bien plus surpris encore, lui qui n'avait distingué que quelques craquements humides disséminés dans cette région deux jours auparavant, et il me raconta les perplexités par lesquelles il avait dû passer. M. D... était malade depuis un mois à peine, d'une fièvre nerveuse à forme double-quotidienne. Les antipériodiques et les moyens accessoires employés sans succès, M. Dupont soupçonna quelque travail organique. Mais ses explorations furent vaines. Il demanda une consultation. Trois médecins scrutèrent avec lui, et, ne trouvant rien, déclarèrent qu'il fallait poursuivre par tous les moyens la fièvre double-quotidienne. On épuisa, je n'ai pas besoin de le dire, tous les moyens ordinaires sans plus de succès. Nouvelle consultation le 24 juin, nouveau silence des organes. On décide qu'il faut conduire le malade à Arcachon. Le lendemain M. Dupont écoute encore la poitrine, et trouve alors seulement des râles dans le poumon droit. — J'ai dit quels progrès effrayants le mal avait faits en deux jours. La fièvre ne cessa plus, le délire survint, et M. D... succombait à une phthisie galopante huit jours après.

2° Bronchites chroniques.

31° M. R. de F..., du Morvan, avait 7 ans en 1862. Son tempérament était lymphatique et très-nerveux, sa constitution délicate. I recevait, de sa famille, une éducation bien comprise : mélange de culture intellectuelle et d'exercices du corps. Mais le jeune R... était sujet depuis quelques années à une bronchite chronique, ou plutôt à une succession de bronchites aiguës, suffocantes, et survenant à intervalles de plus en plus rapprochés. Pendant l'hiver, la maladie prenait facilement la forme de bronchite capillaire. On avait eu recours aux larges vésicatoires, toujours efficaces, et à l'usage de la flanelle sur la peau. Après une première flanelle, comme l'enfant cessa bientôt d'y être sensible et que les crises suffocantes, suspendues un moment, reparurent plus fortes que jamais, on en appliqua une seconde. Toute nouvelle protection contre l'influence de l'air extérieur marquait une amélioration momentanée dans la marche des bronchites; aussi, ne savait-on inventer assez de vêtements chauds dès les premiers froids. D'ailleurs, l'hiver est âpre dans les montagnes du Morvan. On conseilla un climat plus doux. M. et Mᵐᵉ de F... vinrent à Arcachon. L'enfant fut pris d'une bronchite capillaire, inquiétante, avec fièvre, suffocation; puis expectoration épaisse, muqueuse, abondante. De gros râles muqueux persistèrent quelque temps encore dans les régions sous-épineuses. Enfin, après trois septénaires, on put songer à instituer le traitement de la maladie chronique, et je pensai à l'attaquer dans sa cause elle-même. — Ce qui m'avait le plus frappé dans l'histoire de ce malade, c'était le bon effet de tout nouveau vêtement de flanelle, et son insuffisance à mesure que le corps en prenait l'habitude. Il était démontré, pour moi, que la peau fonctionnait mal, et que la muqueuse des bronches remplissait une fonction supplémentaire. — Je conseillai donc la suppression de la flanelle, que je proposai de remplacer par des frictions d'eau de mer froide sur la poitrine et les bras. On juge quel fut l'accueil fait à cette ouverture; néanmoins, après quelques hésitations, Mᵐᵉ de F... consentit à cette médication. — Par un temps froid et sec, je fis enlever une première flanelle qu'on remplaça par des vêtements de laine amples; quelques jours après, en enlevant la dernière flanelle, on frictionna vivement la peau avec l'eau de mer très-froide. La réaction fut chaque jour plus franche. On diminua graduellement la masse des vêtements, et, depuis cette époque, M. R... n'a pas cessé d'employer les frictions froides, de se vêtir modérément et sans flanelle sur la peau. Il a grandi, et n'est plus sujet comme autrefois aux bronchites. — Pendant son séjour à Arcachon, il eut encore deux crises, beaucoup plus légères que les précédentes, combattues surtout par la dérivation à l'huile de croton-tiglium. Je le soumis à l'huile de foie de morue; puis alternativement à l'eau de Labassère, au sirop de Portal, au lait d'ânesse. — Il ne tarda pas à pouvoir aller sans inconvénients sur la plage, tandis que l'air seul de la forêt lui convenait d'abord. Je noterai l'influence sédative de cette atmosphère sur la forme des premières crises bronchiques et sur le tempérament nerveux du malade. Ses parents en faisaient la juste observation.

32º Le jeune V... fut envoyé à Arcachon par M. Blache, pour passer la saison d'été de 1861. Il avait alors 6 ans, était grand, maigre, bilioso-nerveux, de bonne constitution, et en proie depuis trois ans à une *bronchite chronique,* qui augmentait toujours d'intensité. Les bronches sécrétaient continuellement des mucosités épaisses dont il rendait une très-petite quantité, mais que des râles à grosses bulles décelaient toujours dans toute l'étendue de la poitrine. L'état aigu, fébrile, survenait fréquemment, surtout en hiver, et le malade, très-grand, il est vrai, pour son âge, était aussi extrêmement maigre et fort irritable. Il y eut un de ces accès à Arcachon, mais faible et de courte durée. Puis la toux cessa tout à fait, les râles disparurent, l'état nerveux s'équilibra mieux avec le développement musculaire. La mère fut très-heureuse de ramener à Paris son enfant tout transformé. L'hiver suivant se passa bien, sauf deux ou trois légers accès de bronchite aiguë. En 1862, sur le conseil de M. Blache, on ramena à Arcachon le jeune malade, qui se fortifia définitivement.— Je l'avais soumis pendant tout ce temps aux promenades dans la forêt d'abord, puis sur la plage, aux frictions d'eau de mer froide sur tout le torse, et surtout j'avais fait supprimer le gilet de flanelle.

33º Le jeune D..., de Bordeaux, âgé de 7 ans, lymphatique-nerveux et de bonne constitution, était en proie à un état fébrile nerveux qui accompagnait une bronchite tenace prise au commencement de l'hiver 1861. Son médecin, M. Denucé, l'envoya à Arcachon, où il séjourna pendant tout le printemps suivant : avril, mai et juin. Il présentait des râles muqueux et sibilants dans toute la poitrine, et il n'aurait pas pu supporter le voisinage immédiat de la mer. On prit un logement du côté de la forêt. Après quelques jours de promenades sous les pins et de l'usage des préparations résineuses, il n'eut plus de fièvre ; la bronchite disparut. La guérison avait été très-rapide.

Mlle D..., cliente de M. Mabit, vient tous les ans à Arcachon et s'en trouve toujours bien. Elle est blonde, de forte constitution, lymphatique-nerveuse, et n'a pas plus de 10 ans, en 1861, au moment où je la vois pour la première fois. Sa maladie est une *bronchite emphysémateuse chronique*. Depuis deux ans elle tousse, non pas fréquemment, mais par quintes pénibles, suffocantes. Certaines exacerbations se montrent sous forme d'accès congestionnels, rarement fébriles. On entend alors dans les deux poumons des râles muqueux à grosses bulles ou sous-crépitants et des râles sibilants. La résonnance est exagérée. Vers la fin des accès vient une expectoration de mucosités blanches, spumeuses, peu consistantes, qui finissent par être épaisses et terminer l'accès. L'embonpoint est conservé. Les Eaux-Bonnes, les bains de Cauterets n'ont produit aucun résultat heureux. Les promenades dans la forêt rendent du calme à la malade. Quelques bains de mer froids de 2 à 3 minutes, dans les intervalles des crises, sont bien supportés. Cette année, comme les précédentes, le séjour de plusieurs mois à Arcachon est très-favorable; l'hiver est meilleur, et après une nouvelle saison, l'année suivante, la guérison est complète.

34° M. le Dr J. Dupuy n'est pas encore arrivé à un succès aussi complet avec le jeune L..., bien qu'il se réjouisse tous les ans de l'amélioration que lui procure le séjour d'Arcachon. La maladie est bien autrement intense, il faut le dire, chez cet enfant, et les médications empruntées à la pharmacie, à l'hygiène usuelle, aux eaux sulfureuses, n'ont pas eu prise sur elle. Le jeune L... est venu à Arcachon en 1861, de juin à septembre. Il avait 5 ans alors, et était malade d'une *bronchite chronique avec exacerbations suffocantes et fébriles,* depuis deux ans environ. Il est d'un tempérament lymphatique-nerveux, surtout très-nerveux. Au milieu des crises les plus terribles, il réagit avec énergie et conserve sa pétulance. Ces crises sont caractérisées par la présence des râles muqueux à grosses bulles, et très-nombreux dans toutes les bronches, une dyspnée considérable avec suffocations, une toux continuelle, non quinteuse, sèche pendant deux ou trois jours ou même plus, puis donnant lieu à une expectoration muqueuse, parfois purulente et abondante. Pendant toute cette scène d'un septénaire de durée, la fièvre est intense. Les moyens les plus énergiques sont employés chaque fois, et n'ont qu'une action médiocre sur la durée de la crise. Le jeune malade en a eu deux très-fortes dans le premier mois de son séjour à Arcachon. Il me parut qu'on pouvait les rattacher à l'excitation produite par l'influence de l'air marin. Dès lors on ne quitta plus la forêt, et l'action sédative fut franchement accusée. L'excitabilité

nerveuse, sous l'influence de laquelle se réveillaient les grands accès
fébriles et suffocants, fut atténuée; l'enfant toussa toujours, mais il
n'eut pas de paroxysmes pendant plus de deux mois, ce qui était un
très-long répit. L'hiver suivant, à Bordeaux, ne fut pas très-bon. La
famille L... alla à Cauterets, sans succès. On revint à Arcachon; on y
revint encore l'année suivante, et chaque fois avec la satisfaction de
voir une amélioration dans l'état nerveux, et, par suite, dans la facilité
aux rechutes. L'hiver fut meilleur; et, en 1864, j'ai revu le jeune L...
à Arcachon. Il a eu une crise encore, de médiocre intensité. On pourrait espérer que le séjour dans la forêt, prolongé une année entière au
lieu de deux ou trois mois, aurait raison de cette maladie si tenace;
car il y a une grande vitalité chez cet enfant, malgré son amaigrissement et la fréquence des retours fébriles. Mais ce qu'il faudrait atténuer
surtout et avant tout, c'est la trop grande excitabilité nerveuse.

3⁰ Asthmes.

35° M. de M... est tourmenté depuis quelques années par un asthme
emphysémateux à paroxysmes fréquents et généralement peu intenses.
Il est âgé d'une cinquantaine d'années. Son tempérament est essentiellement nerveux. Il ressent une anhélation habituelle, et sa poitrine
présente la forme légèrement bombée qui dénote l'effort permanent des
muscles inspirateurs. Résonnance de toute la cage thoracique un peu
exagérée et diminution générale du murmure vésiculaire. Pendant les
crises, il y a des râles sibilants et ronflants, variables dans divers
points de la poitrine, et expectoration muqueuse. M. M... est sujet aux
bronchites. Rien ne témoigne d'une affection du cœur ou des gros
vaisseaux. — La plupart des maladies accidentelles prises par M. M...
ont pu être attribuées à un séjour plus ou moins prolongé dans un
milieu humide, et ont revêtu le caractère intermittent. La quinine en a
été le meilleur remède. Cette impressionnabilité aux vicissitudes atmosphériques a toujours rendu fort difficile le choix d'une résidence. Bordeaux, Cauterets, Eaux-Bonnes, Luchon, n'ont pas été favorables.
L'air d'Arcachon seul a produit une sédation importante sur l'élément
spasmodique de cette affection. Aussi, après deux ou trois années
d'essais répétés, M. M... s'est-il décidé à faire dans ce climat élection
de domicile. Il s'en trouve bien. Quelques crises sont revenues, mais
plutôt de bronchites que d'asthme proprement dit. Presque toujours ses
voyages momentanés dans d'autres contrées ont été marqués par
quelque attaque de bronchite et de forte dyspnée ou d'accès périodiques.
— Les cigarettes d'Espic calment toujours chaque crise d'asthme. J'ai
employé quelque temps l'acide arsénieux dans le double but d'agir contre
l'oppression et contre la facilité aux récidives de fièvres périodiques.

Mais j'ai pleine confiance dans le dire du malade, qui a le sentiment d'une amélioration sédative depuis qu'il réside à Arcachon.

36° M. B..., de Londres, a séjourné trois ans à Arcachon, après avoir expérimenté à deux reprises l'action de cette atmosphère sur un asthme qui le poussait depuis longtemps d'une contrée à l'autre de l'Angleterre et de la France. Tout le monde se souvient à Arcachon de cet homme petit, vif, ardent au travail intellectuel comme aux courses très-longues qu'il s'imposait systématiquement tous les jours. Son asthme a été très-promptement modifié, apaisé, dans l'air de la forêt ; puis il a diminué progressivement d'intensité, et a fini par disparaître entièrement. Du moins, depuis 1864, n'avons-nous plus revu M. B..., qui était retourné en Angleterre et devait revenir au plus vite si la guérison paraissait ne devoir pas s'y maintenir.

Les cas de guérison complète d'asthme ne sont pas si fréquents que j'aie pu me dispenser de noter celui-là. Je dois dire cependant que cette affection de forme et d'apparence toute névrosique était peut-être le retentissement d'une lésion locale qui aurait guéri à Arcachon. Le médecin de Londres avait conseillé, dans le principe, le midi de la France, moins à cause de l'asthme qu'à cause d'un commencement de tuberculisation pulmonaire. Le fait fut nettement accusé par M. B... lui-même et par son frère aîné qui me le présentait, sur la recommandation du médecin anglais. Je trouvai un peu de matité sous l'une des clavicules, et il y avait une toux sèche peu fréquente. L'expiration était certainement plus prolongée. Mais de tels signes chez un malade qui subissait depuis longtemps des crises spasmodiques des bronches, m'ont paru insuffisants pour établir un diagnostic. L'amaigrissement était très-prononcé, il faut le dire, et tous ces symptômes avaient disparu après quatre ou cinq mois de séjour dans la forêt. Dès lors aussi, l'asthme diminuait rapidement, et je suis porté à croire que je n'ai eu affaire qu'à une névrose sans complications organiques. L'asthme lui-même, chez M. B..., ne laissait aucune trace, en dehors des crises. Pendant les crises seulement, il y avait exagération de sonorité dans toute la poitrine, râles sibilants prolongés à l'expiration et de très-rares bruits humides. — Les crises sont toujours survenues assez brusquement et ont disparu de même. Depuis la cessation de la toux, aucun phénomène morbide ne se montrait dans l'habitude de M. B... Il avait si peu d'anhélation, que la durée et la rapidité de sa marche auraient fatigué les plus intrépides.

Je ne citerai pas d'autres exemples de l'influence sédative du climat d'Arcachon sur les asthmatiques qui ont passé sous mes yeux depuis dix ans, parce que ce sont les seuls où la durée du séjour a été suffisamment prolongée pour donner à l'observation une base sérieuse. Je me contente de dire sommairement que quelques-uns, après un mois ou deux, n'ont éprouvé aucun effet digne d'intérêt, que quelques autres ont paru améliorés, et que d'autres, en plus petit nombre, y ont évidemment éprouvé des accès plus fréquents et plus forts. Il m'a été impossible de discerner les circonstances qui prédisposaient à l'un ou à l'autre de ces résultats. Aussi, lorsqu'un malade me consulte pour savoir s'il se trouvera bien du séjour d'Arcachon pour son asthme, ai-je l'habitude de lui conseiller d'en essayer, attendant moi-même une réponse de la seule expérience individuelle.

37° Je n'oublierai pas cependant la mort rapide d'une demoiselle âgée, qui fut enlevée par une crise, après un mois de séjour pendant lequel elle n'avait obtenu aucun des bons effets qu'elle avait espérés en prenant un logement dans la forêt. Cette personne était de nature rachitique, présentant plusieurs déformations osseuses de la cage thoracique, bien que forte en apparence. Elle était très-brune, d'un tempérament bilieux, et très-sujette, d'ailleurs, aux crises d'asthme analogues à celle dont je fus témoin et qui ressemblait beaucoup aux attaques de goutte anomale, de forme pectorale, dont parlent les auteurs. Elle débuta assez brusquement au milieu de la nuit, par des spasmes violents de la respiration, après quelques jours néanmoins d'embarras bilieux que j'avais en vain combattu par l'eau de sedlitz. Appelé aussitôt, je trouvai la malade dans un état d'anxiété extrême, la face vultueuse, la respiration sifflante et extrêmement difficile. La poitrine offrait partout une résonnance exagérée et des râles sibilants et ronflants jusque dans les dernières ramifications pulmonaires. J'usai, sans succès, d'un grand nombre de moyens, pendant deux jours : de la belladone, du chloroforme, de l'ipéca, des révulsifs cutanés, du valérianate de quinine, de la saignée même quand je vis une si grande congestion céphalique. Enfin, une abondante sécrétion spumeuse, véritable bronchorrhée, se produisit; j'espérai que ce serait une crise favorable, mais elle dura plus d'un jour encore et n'eut de terme qu'à la mort. Les renseignements que j'avais pris ne me permettent pas d'établir qu'il y eût, par hérédité ou par maladie antérieure, des preuves suffisantes d'une cachexie goutteuse.

Phthisies traitées à Arcachon de 1854 à 1865.

Tableau synoptique de 100 observations.

NATIONALITÉS	SEXES			DÉCÈS			INFLUENCE DU SÉJOUR				
	M	F	TOTAL	à Arcachon	hors Arcachon	TOTAL	Guérison	Amélioration	Aggravation	Sédative	Nulle
France (Nord)...	16	25	41	5	6	11	3	5	3	15	14
Bordeaux (Midi)	15	12	27	4	10	14	2	3	2	9	12
Irlande........	12	7	19	4	1	5	3	4	3	12	4
Angleterre.....	5	1	6	3	1	4	//	1	3	2	1
Russie	4	1	5	//	1	1	//	1	1	2	2
Belgique	//	1	1	//	//	//	//	1	//	1	//
Espagne........	1	//	1	1	//	1	//	//	//	1	//
SÉJOUR :											
9 ans	//	2	2	//	//	//	//	2	//	2	//
7 "	1	//	1	//	//	//	1	//	//	1	//
3 "	3	2	5	1	//	1	2	//	//	1	//
2 "	3	2	5	1	//	1	1	3	//	5	//
1 "	3	5	8	1	1	2	//	2	1	5	//
6 mois.........	8	6	14	3	1	4	2	5	2	9	1
4 "	8	6	14	3	//	3	1	2	2	8	2
3 "	5	3	8	//	2	2	//	//	1	4	2
2 "	9	7	16	1	5	6	//	1	3	6	7
1 "	13	14	27	7	10	17	1	//	3	1	21
7 à 10 ans	1	2	3	//	//	//	1	2	//	3	//
1 à 3 "	9	9	18	3	1	4	1	5	1	11	//
3 à 6 mois....	21	15	36	6	3	9	5	7	5	21	5
1 à 2 "	22	21	43	8	15	23	1	1	6	7	28
TOTAL.....	53	47	100	17	19	36	8	15	12	42	33

(Extrait de l'*Union médicale*, janvier et mars 1866.)

RAPPORT

LU

A LA SOCIÉTÉ DE MÉDECINE DE BORDEAUX

le 20 novembre 1865

SUR LE MÉMOIRE DE M. LE Dr HAMEAU :

DE L'INFLUENCE DU CLIMAT D'ARCACHON

DANS QUELQUES MALADIES DE LA POITRINE

Membres de la Commission :

MM. SARRAMÉA, DELMAS,

DE BIERMONT, *Rapporteur.*

C'est le caractère de notre temps, que cette production abondante d'œuvres médicales, livrées à une publicité hâtive. Avec les allures rapides qu'a prises la science, c'est presque un anachronisme de voir un praticien présenter le fruit d'une expérience de dix années de méditations et de recherches.

Notre confrère M. Hameau, qui demande à votre Compagnie le titre de membre correspondant, vous présente, à l'appui de sa candidature, un mémoire intitulé : *De l'influence du climat d'Arcachon dans quelques maladies de la poitrine.* Ce travail lui a coûté dix années d'observation; et ce n'est qu'après cette longue période qu'il s'est décidé à tirer des conclusions sur l'influence du climat arcachonnais, sous lequel il exerce la médecine. Il lui a paru plus utile d'attendre le résultat d'une longue étude; et, loin d'éparpiller les faits, à mesure qu'ils s'offraient à lui, il les a recueillis avec patience, comparés, examinés à loisir, les rapprochant les uns des autres pour en faire sortir une induction légitime.

L'analyse du climat est faite avec une exactitude qui décèle une observation de chaque jour; chacune des conditions climatériques y est rigoureusement étudiée, et, parmi elles, votre rapporteur trouve important de signaler l'état ozonométrique de la forêt comme atteignant le sommet de l'échelle de Bérigny pendant l'hiver.

« L'impression physiologique, dit M. Hameau, produite par le con-
» tact de l'air à Arcachon, est sédative, et convient toutes les fois qu'il
» y a prédominance nerveuse. »

Pereyra (1843, *Traitement de la phthisie*) avait pressenti l'importance du climat d'Arcachon. Il avançait dans son ouvrage que les personnes atteintes de phthisie commençante y trouveraient de précieux avantages.

Voilà ce qu'une vue intuitive avait suggéré à l'esprit sagace de Pereyra, et voici les résultats que l'étude et la comparaison des faits cliniques a indiqués à M. Hameau ; les indications qui en découlent se trouvent résumées de la manière suivante :

« L'habitation au sein de l'atmosphère résineuse convient dans les
» phthisies de forme éréthique avec prédominance du tempérament
» nerveux, et elle est contraire lorsque prédomine le tempérament lym-
» phatique à forme torpide. D'où la formule ultérieure et plus géné-
» rale : l'action de l'atmosphère est sédative du système nerveux. »

Votre rapporteur ne doute pas, après les observations si bien faites de M. Hameau, que la sédation ne soit la caractéristique du climat d'Arcachon ; mais il croit que les guérisons de phthisie pulmonaire, par exemple, obtenues, il est vrai, en petit nombre, doivent être attribuées à une action plus puissante et plus directe que la sédation. Quand il n'est possible de saisir que le résultat d'un agent thérapeutique, sans apercevoir le lien qui l'unit à la maladie, il est prudent d'invoquer, comme Hippocrate, le *nescio quid divinum...* ou *ignotum*.

Dans le traitement des phthisiques, M. Hameau emploie peu de médicaments : l'huile de foie de morue, à la dose de deux à quatre cuillerées par jour, et le perchlorure de fer étendu, que notre confrère conseille à ceux qui portent les signes de l'anémie.

Dans l'état d'anarchie où se trouve la science sur ce point de pratique, votre rapporteur vous demande la permission d'exposer quelques vues qui lui sont personnelles et que féconde le rapprochement de faits analogues. Ce n'est point une querelle que votre rapporteur cherche à M. Hameau, mais une occasion de controverse, à propos de sa pratique. C'est le propre d'une science qui se constitue, d'offrir des points de doctrine qui peuvent être diversement interprétés.

A propos de l'anémie qui existe chez les phthisiques et chez ceux même qui sont sous l'imminence de la maladie, des faits nombreux démontrent avec quel soin le médecin doit respecter certains états morbides.

Plusieurs auteurs se sont occupés de l'antagonisme qui existe entre les tubercules et certains états morbides.

MM. Trousseau et Pidoux signalent cet antagonisme entre la chlorose et la phthisie.

« Il est évident, » disent MM. Trousseau et Pidoux (*Tr. de thérap.*, 4e édit.), « que des malades ont pu, pendant plusieurs années, rester » chlorotiques sans éprouver, du côté de la poitrine, le plus léger acci- » dent, chez lesquelles une phthisie aiguë a suivi la guérison de la » chlorose. »

M. Beau, l'ingénieux médecin de la Charité, a employé le plomb dans la curation de la tuberculose, s'appuyant sur ce fait incontestable que, parmi les ouvriers qui travaillent la céruse, on compte un très-petit nombre de phthisiques. L'application thérapeutique du fait a été incomplète, mais l'induction demeure positive, et vraisemblablement quelque nouvel observateur, suivant la voie tracée par ce maître regretté, placera ses malades dans des conditions identiques à celles des pein-tres, et obtiendra des succès. Tanquerel des Planches, sur 1,257 cas d'intoxication saturnine, n'a compté que 55 phthisiques; et, avec lui, quelques autres observateurs ont constaté une pareille immunité.

« C'est à l'état chloro-anémique qu'entraîne l'usage prolongé des » préparations saturnines, que nous rapportons l'immunité aux tuber- » cules dont jouissent les ouvriers qui travaillent le plomb. » (Perroud, ouv. couronné, *Union méd. de la Gir.*)

Tardieu signale cette immunité chez les ouvriers des manufactures de tabacs; elle est généralement reconnue chez les ouvriers des houil-lères; et dans ces deux dernières catégories encore, des médecins auto-risés ont invoqué l'hypoglobulie comme s'opposant à l'invasion de la tuberculose.

Enfin, c'est grâces à l'anémie qui résulte des fièvres paludéennes que, dans certains pays marécageux, les habitants sont préservés de la phthisie pulmonaire.

Et ce dernier fait nous ramène à M. Hameau, qui a signalé cette po-pulation des résiniers comme présentant de rares exemples de cette maladie.

Il résulte de ces antagonismes divers un fait constant : c'est la chloro-anémie, produite par des causes différentes, qui paraît s'opposer au développement des tubercules pulmonaires. Cet antagonisme, à sup-poser qu'il pût être reproduit par l'art, ne constituera pas une prophy-laxie complète, puisque, dans les divers exemples cités, la statistique n'indique pas une absence absolue de la phthisie pulmonaire.

Est-il donc, d'après ces données, si absurde de saigner dans la phthisie commençante ? Est-il bien sage, au contraire, dans la première période, de prodiguer aux malades une alimentation fortement répara-trice, et aussi d'insister abusivement sur l'huile de foie de morue et les autres corps gras qui se brûlent dans le poumon ? C'est condamner l'organe malade à une activité fonctionnelle qui le dévore. Les médicaments hydrocarbonés, en effet, ne font qu'ajouter à la quantité de carbone accumulé dans le sang et qui se brûle complètement dans le poumon. Ainsi des huiles, ainsi des graisses confiées à l'estomac des phthisiques.

Votre rapporteur soulève discrètement un coin du voile qui couvre une question bien obscurcie, et sur laquelle la génération médicale actuelle a peut-être abandonné des traditions thérapeutiques fournies par nos pères.

Revenons à M. Hameau, et cherchons à élucider un point d'hygiène sur lequel votre rapporteur aura avec cet estimable confrère quelque dissidence.

Dans l'hygiène des enfants atteints de bronchite chronique, et souvent même dans celle des adultes, notre confrère insiste pour la suppression de la flanelle sur la peau à demeure fixe..... Le jour même où on lui enlève la flanelle, on commence des frictions sur le torse à l'aide d'une serviette de toile imbibée d'eau froide..... M. Hameau accompagne cette pratique, dans le détail de laquelle votre rapporteur n'entrera pas, de toutes les précautions qu'exige la prudence.

Le gilet de flanelle est d'un usage universellement répandu, et trois de nos membres correspondants, les Drs Hahn, Ullersperger et Millet (de Tours) (1), m'ont affirmé que cette pratique est fort usuelle dans leurs pays respectifs (Aix-la-Chapelle, Munich et Tours), où l'on observe de brusques variations de température.

Notre confrère a trop de sagacité pour étendre d'une manière générale cette pratique aux phthisiques qui trouvent, en premier lieu, dans ce vêtement cutané, un abri qui les défend contre le refroidissement. Par cela même que les tubercules ont envahi les poumons, ces organes chez les phthisiques ne fonctionnent plus dans toute leur étendue; il en résulte, pour ces malades, une diminution sensible dans la calorification. Cette aptitude rend nécessaire à cette catégorie de malades l'usage de la laine cutanée, s'opposant, par son pouvoir isolant, à la déperdition de la chaleur.

En outre, le phthisique, en raison de sa faible capacité calorifique, est impropre à supporter l'action de l'hydrothérapie. Les hydropathes savent très-bien que l'intégrité des poumons est nécessaire pour qu'une réaction légitime puisse se montrer; si celle-ci demeure incomplète, un mouvement fluxionnaire rétrospectif peut se produire dans le tissu pulmonaire, et l'emploi de l'eau devient alors nuisible.

A quoi bon insister sur ce point, puisque M. Hameau se borne à la suppression, comme méthode générale, de la flanelle dans les bron-

(1) Je saisis cette occasion pour les remercier de leurs précieux renseignements, et exprimer le désir que les relations scientifiques se multiplient entre la Société et ses membres correspondants.

chites chroniques ? Votre rapporteur avoue n'avoir aucune expérience sur ce point, et l'usage de la flanelle est si répandu, qu'il y aurait quelque précipitation à se ranger de suite à l'opinion de notre confrère. Néanmoins, en présence des résultats obtenus, le champ est ouvert à l'expérimentation. Les raisons ne manquent pas pour condamner la flanelle sur la peau; c'est aux faits exactement observés qu'appartiendra la victoire.

L'hygiène du gilet de flanelle chez les individus en santé nous rapprocherait quelque peu de M. Hameau; mais les développements que comporte la question fatigueraient votre attention.

Notre confrère aborde ensuite la topographie d'Arcachon; il insiste sur les effets thérapeutiques tout opposés que produisent la zone maritime et la zone de la forêt. Il se plaint, en outre, de l'absence de comfort dans les villas d'hiver; de leur mauvaise construction, qui devrait offrir des murailles plus épaisses, des calorifères, des galeries vitrées et des doubles fenêtres.

Votre rapporteur, après avoir rendu compte de la première partie de cet intéressant mémoire, va aborder la deuxième et dernière, celle sur laquelle se concentre l'intérêt le plus vif. Le développement que M. Hameau a donné à cette deuxième partie atteste l'importance qu'il y attache. Elle se compose d'observations choisies sur 120 cas qui se sont présentés à lui depuis dix ans.

Sous un premier chef se rangent les observations de phthisie pulmonaire, divisées en cinq groupes :

1º Guérisons............................	8 obs.
2º Améliorations	18
3º Décès avec action bienfaisante du climat....	3
4º Décès avec action nulle ou aggravante......	7
5º Phthisies galopantes	3
Total............	39 obs.

Sous deux autres chefs :

Bronchites chroniques............................	5 obs.
Asthmes...............................	3

Il serait trop long d'analyser l'influence du climat d'Arcachon sur les affections précédentes. C'est le groupe de phthisies pulmonaires terminées par la guérison, qui attire et qui attache. La curabilité de cette affection est mise hors de doute aujourd'hui par les maîtres les plus autorisés dans notre science. Et cependant, chaque fois qu'une pareille terminaison est annoncée, le critique sévère se tient sur ses gardes, en raison même de la rareté du résultat.

Nous avons affaire ici à un médecin qui est entouré de toutes les ga-

·ranties que donne le savoir ; on sent de plus se dégager de son travail un parfum scientifique, en même temps qu'on reconnaît un profond sentiment du juste et de l'honnête. Le Dr Hameau cite, en outre, les noms des médecins qui lui ont envoyé des malades, après avoir établi eux-mêmes le diagnostic.

Parmi ces médecins, les uns sont les Drs Corrigan, Stokes de Dublin, Lee, dont l'autorité spéciale en pareille matière est incontestée ; les autres, des docteurs de notre ville, ceux-ci appartenant à notre Société, et ceux-là bien dignes de lui appartenir.

Malgré la valeur scientifique des observations de M. Hameau, votre rapporteur, dans un sujet aussi ardu, doit s'abstenir de toute considération, et exercer impartialement sur chaque observation son droit de critique.

Votre rapporteur commence par réduire à sept le nombre des guérisons. Le cas qu'il est juste d'éliminer (l'auteur lui-même ne paraît pas y tenir), c'est celui de Mlle T..., traitée par M. Rencontre. Ce cas s'est, il est vrai, terminé par la guérison ; mais Mlle T... n'a séjourné qu'un mois à Arcachon, et ce temps est insuffisant pour provoquer une action curative sur une maladie aussi profonde que la tuberculose.

Les sept autres observations offrent les éléments d'un bon diagnostic. Votre rapporteur n'a pas besoin de dire que les résultats de l'auscultation et de la percussion sont notés avec beaucoup de soin ; et sur toutes choses M. Hameau, qui poursuit la trace de ses malades d'année en année, indique leur état au moment où il écrit, dans presque toutes les observations.

Pour ne pas fatiguer votre bienveillante attention, Messieurs et collègues, votre rapporteur se borne à vous donner l'analyse de deux des observations de phthisie terminées par la guérison.

1re OBSERVATION. — M. E..., de Dublin, est atteint d'une phthisie confirmée ; il en a éprouvé tous les symptômes ; les signes stéthoscopiques ainsi que la percussion ne laissent aucun doute. Votre regretté collègue le Dr Gaubric l'avait envoyé à Arcachon, au mois d'octobre 1859. Au mois de mai suivant, Gaubric fut surpris de constater l'embonpoint, l'état des forces chez son client, l'absence de bruits anormaux dans la poitrine.

Ce succès décida le Dr Corrigan, de Dublin, à entreprendre le voyage d'Arcachon, et il en communiqua les impressions au Collége des médecins dont il est le président.

2e OBS. — M. D... habite Arcachon (il est de Paris) depuis huit ans. A son arrivée, tous les signes rationnels de la tuberculose pulmonaire se trouvaient unis à ceux que fournissent l'auscultation et la percussion (matité sous la clavicule droite, craquements humides, râles souscrépitants). Voilà six ans environ qu'il peut être considéré comme guéri.

Le mémoire contient cinq autres faits de guérison de phthisie pulmonaire : leur relation mérite d'être lue avec recueillement. Aussi vous renverrai-je, Messieurs et collègues, au mémoire lui-même, en vous épargnant l'ennui d'une lecture publique.

M. Hameau, qui n'a publié que trente-neuf observations de tuberculose, en a recueilli une centaine. C'est ce qui est constaté par un tableau synoptique dressé à la fin de son travail.

Dans ce tableau, il est un fait qui frappe l'observateur le moins attentif : c'est que la colonie irlandaise, composée de douze individus, a fourni quatre guérisons. Est-ce une série heureuse ? ou bien les conditions d'émigration sont-elles plus favorables pour les phthisiques de ce pays ? La colonie anglaise ne jouit pas du même privilége. Douze individus phthisiques n'ont pas présenté un cas de guérison.

C'est avec tristesse qu'on voit figurer un Espagnol dans ce tableau : mais, pour rendre hommage à la vérité, il est bon d'ajouter qu'il venait d'un pays froid et brumeux, la Belgique, où il avait demeuré longtemps.

Enfin, Messieurs et collègues, après un examen approfondi du mémoire distingué de M. Hameau, votre commission rend justice à son esprit d'observation, à l'exactitude et à la précision de sa méthode, ainsi qu'à cette sage lenteur dans la composition de son travail, qui dénote un médecin sage et réfléchi.

Votre commission vous propose donc, Messieurs et collègues, d'accorder à M. Hameau le titre de membre correspondant, et d'envoyer son travail à la commission des mémoires manuscrits.

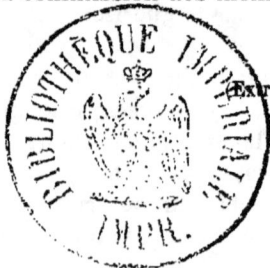

(Extrait de l'*Union médicale*, février 1866.)

174